Krishna Mohan Lyer

Trapeziectomia

Krishna Mohan Lyer

Trapeziectomia

Excisão do trapézio

ScienciaScripts

Índice:

PREVISÃO

É um prazer para mim escrever este prefácio para o livro do Dr. K. Mohan Iyer sobre "Trapeziectomia". Não é frequente alguém escrever um livro sobre artrite de pequenas articulações, mas o Dr. Iyer não é uma pessoa vulgar. Conheço o Dr. Iyer desde 1981, quando ambos estávamos em Liverpool a fazer o mestrado em cirurgia ortopédica. Mantive a minha amizade com Mohan ao longo de todos estes anos e sei que ele é um académico dedicado. A sua paixão é o conhecimento, o ensino e a escrita.

O Dr. Iyer é um escritor prolífico, tendo sido autor de vários livros para estudantes de licenciatura, pós-graduados e cirurgiões em exercício. Este livro sobre "Trapeziectomia" é uma expansão da sua tese original "Excisão do Trapézio para Artrite Carpometacarpiana do Polegar". A sua tese e artigos sobre o assunto foram citados em vários livros e artigos como o Wheeless Textbook of Orthopaedics.

A trapeziectomia é uma das operações em cirurgia da mão que tem resistido ao teste do tempo e pode ser considerada o padrão de ouro após o fracasso do tratamento conservador. Atualmente, existem modificações desta técnica. A artrodese, a artroplastia de interposição e a artroplastia total da articulação são as outras opções para esta doença bastante comum.

Este livro é relevante hoje em dia, tal como o era quando o Dr. Iyer fez a sua investigação original sobre os doentes e mostrou excelentes e bons resultados após a cirurgia e a reabilitação. Está escrito de forma clara e concisa e está bem ilustrado com desenhos, fotografias e radiografias.

Não é frequente que uma operação histórica continue a ser praticada e todos os cirurgiões de mão e ortopedistas que tratam desta doença devem ler este livro. Este livro é obrigatório em todas as bibliotecas médicas.

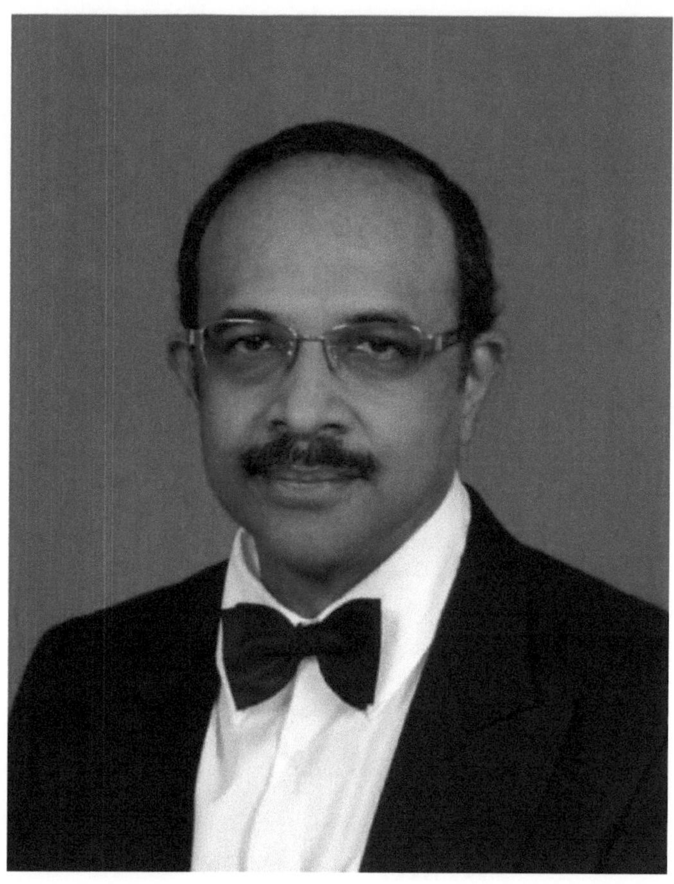

Dr. Kandiah Raveendran.

M.Ch.Orth (Liverpool, Reino Unido), F.R.C.S.,
Presidente da Sociedade Internacional de Tratamento por Ondas de Choque Médicas (ISMST)
Ex-primeiro vice-presidente do SICOT
Membro fundador da secção de medicina desportiva da APOA
Delegado nacional da APKS (Asia Pacific Knee Society)
Cirurgião Ortopédico e Traumatologista Consultor, Ipoh, Malásia

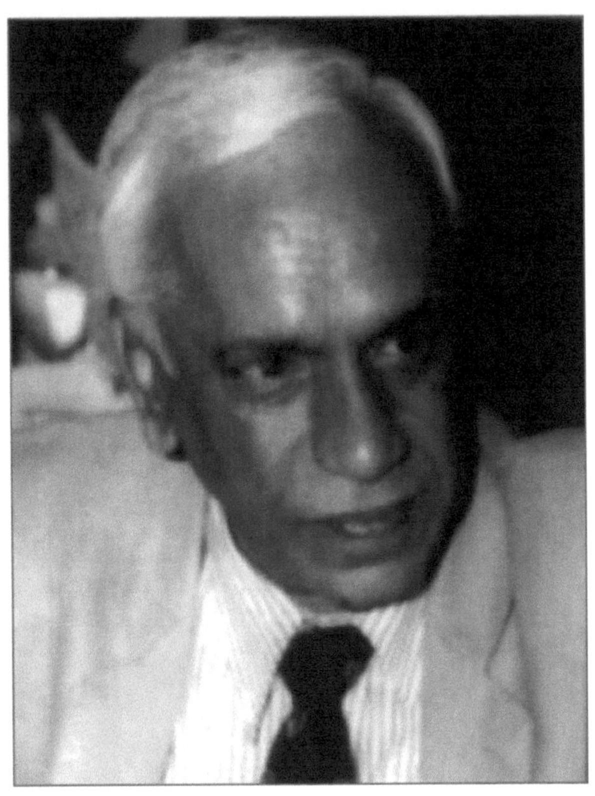

K. MOHAN IYER

MCh. Orth (Liverpool, Reino Unido), MS. Orth(Bom)
FCPS.Orth (BOM), D'Orth(Bom), MBBS (Bom)
Cirurgião ortopédico consultor,
Bangalore, Karnataka.
ÍNDIA

DEDICAÇÕES

À memória do meu respeitado professor
(falecido) Sr. Geoffrey V Osborne

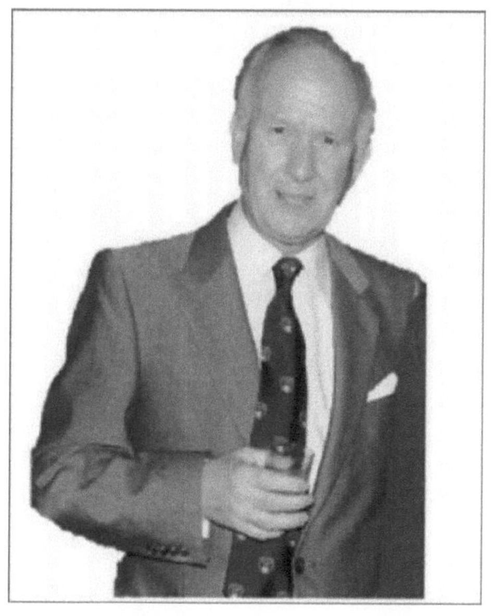

A minha mulher, a Sra. Nalini K. Mohan

A minha filha Deepa Iyer, MBBS, MRCP(UK)

O meu filho, Rohit Iyer (B.E)

O meu neto Vihaan

PREFÁCIO

Realizei esta investigação em colaboração com o Professor Graham H Whitehouse, Professor de Radiodiagnóstico da Universidade de Liverpool, Reino Unido, e apresentei-a posteriormente como dissertação para o grau de M.Ch.Orth da Universidade de Liverpool, Reino Unido.

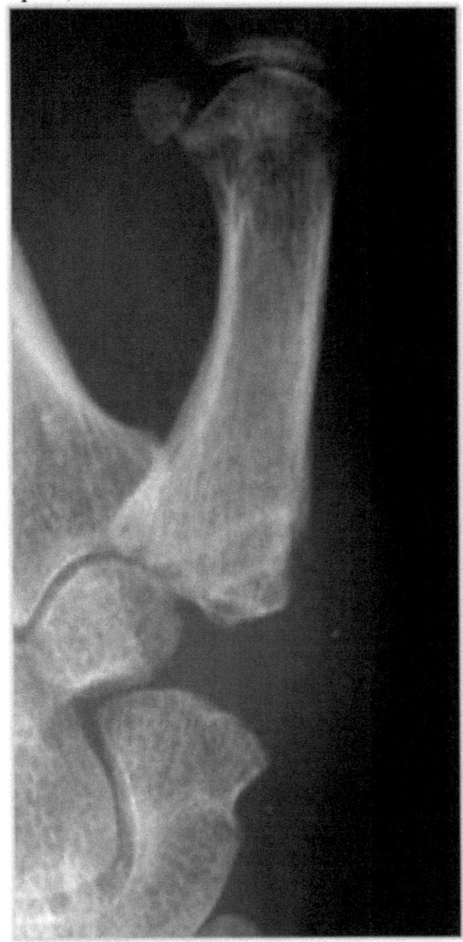

Figura 1: Radiografia após a excisão do trapézio.

Todos os casos analisados foram operados pelo falecido Geoffrey V Osborne, quer no Promenade Hospital, em Southport, quer na Royal Infirmary, em Liverpool, no Reino Unido, ao longo de vários anos (Figura 1).

Estou extremamente grato a Ana Maria Tihon, Editora, Lambert Academic Publishing, Alemanha, pelo seu envolvimento ativo neste manuscrito. Estou também grata ao meu filho pela sua ajuda na formatação deste manuscrito.

Capítulo 1
INTRODUÇÃO E HISTÓRIA

A excisão do trapézio é considerada uma operação satisfatória para a osteoartrose da articulação carpometacarpiana do polegar, com alívio da dor e aumento da mobilidade do polegar. A osteoartrose da articulação carpometacarpiana do polegar foi reconhecida e estudada há muito tempo em França por Charcot e Leri (1926), Robert (1936), Forestier (1937) e Huc e Badie (1941). A osteoartrite da articulação carpometacarpiana é também designada por artrite basal do polegar.

Robert (1936) demonstrou o valor de colocar a mão em pronação forçada para ajudar no diagnóstico radiográfico da artrite carpometacarpiana do polegar. Lasserre, Pavzat e Derennes (1949) afirmaram que existem dois movimentos principais que ocorrem na articulação carpometacárpica, nomeadamente a flexão ântero-posterior, que é visível mas difícil de analisar nas radiografias, e os movimentos laterais que permitem a abdução e a adução, que são fáceis de interpretar a partir de radiografias efectuadas em pronação forçada. Durante a abdução, a base do primeiro metacarpo preenche completamente a cavidade transversal do trapézio, enquanto que na adução desliza lateralmente para deixar a parte medial. A quantidade de deslizamento é muito pequena mas, em casos raros, o metacarpo é subluxado mesmo durante a abdução e esta subluxação fisiológica é designada por "sinal do degrau" de Forestier, "le signe de la marche d'escalier", que consiste principalmente numa deformidade da base do polegar causada pela subluxação radial do primeiro metacarpo.Muller (1949) afirmava que a osteoartrite da articulação carpometacárpica do polegar podia resultar de actividades profissionais devido ao uso repetitivo do polegar e defendia a artrodese da articulação trapézio-metacárpica para alívio da dor, preservando a força e a preensão do polegar.

Gervis domina o tratamento desta doença e a maioria das pessoas aceita os seus pontos de vista. Foi o primeiro a descrever a técnica de excisão do trapézio através de uma incisão feita paralelamente ao extensor curto do polegar na caixa de rapé anatómica. Através de uma dissecção cuidadosa, os ligamentos são então dissecados do osso e o trapézio é excisado numa só peça, tendo o cuidado de proteger a artéria radial e os ramos sensoriais do nervo radial, bem como o tendão do flexor radial do carpo. Em 1949, relatou 15 doentes com 18 trapézios excisados com resultados uniformemente bons em 16 pulsos e resultados ligeiramente inferiores em 2 casos devido a alterações artríticas gerais. Em 1973, relatou a sua experiência de excisão do trapézio para osteoartrite da articulação carpometacarpiana do polegar após vinte e cinco anos e ficou tão satisfeito com os resultados que mandou excisar o seu próprio trapézio. Depois disso, regressou à prática da cirurgia ortopédica e pode operar tão bem como antes da operação. Descreveu 12 casos acompanhados de 6 a 22 anos com resultados satisfatórios sem exceção. Murley (1960) relatou 36 de 39 punhos com bons resultados e também observou que a força de abdução foi mais reduzida pela operação do que a amplitude ativa de abdução. Observou também que a oposição era menos afetada do que a abdução e que nenhum doente apresentava qualquer deterioração ou recorrência da pseudoartrose depois de esta ter sido satisfatória. Defendeu uma incisão em forma de Z, com o membro transversal da incisão centrado sobre o dorso do trapézio, de modo a proteger os ramos sensoriais do nervo radial, para deixar uma cicatriz mais longa e poder dissecar com facilidade. No pós-operatório, recomendou um gesso durante três semanas com o polegar em abdução.

Goldner e Clippinger (1959) enfatizaram o valor da excisão como um complemento à mobilização do polegar em casos de contratura de adução do primeiro espaço da teia. Defenderam a excisão do trapézio por partes, depois de o terem dividido em três segmentos com um osteótomo, que foram depois removidos. Também ressecaram as bases do primeiro e do segundo metacarpos, bem como a tenólise do extensor longo do polegar e do abdutor longo do polegar, consoante as necessidades.

Sims e Bentley (1970) analisaram os resultados de 27 trapeziectomias, tendo obtido resultados excelentes em 15, bons em 6 e 5 com desconforto moderado com actividades normais consideradas razoáveis, com um resultado fraco. Concluíram que tanto a artrodese da articulação carpometacárpica do polegar como a excisão do trapézio dão bons resultados, mas notaram uma incidência de 53% de doentes com artrite associada ao trapézio-escafoide. Afirmaram que a excisão do trapézio é particularmente útil em casos de artrite trapézio-escafoide associada.

Marmor e Peter (1969) relataram 12 casos de artrite carpometacarpiana do polegar, 5 tratados por artrodese e 7 tratados por excisão do trapézio, com resultados bons ou excelentes em 5 dos 7 casos, com alívio da dor e melhoria da função do polegar. Concluíram que a excisão do trapézio proporcionou um alívio da dor tão bom como a artrodese da articulação carpometacarpiana do polegar.

Iyer (1981) relatou 26 punhos com 25 bons resultados. Iyer (1981) também efectuou artrogramas nos seus 26 pulsos, juntamente com um artrograma per-operatório para estudar a evolução da pseudo-articulação formada após a excisão do trapézio.

Durante os meus 35 anos de carreira em Cirurgia Ortopédica, realizei um extenso trabalho de investigação original sobre o seguinte tópico, que foi originalmente publicado na seguinte revista. O trabalho original e extractos dele foram citados (desde 1982 até à data - ao longo dos últimos 35 anos) por vários Centros Ortopédicos na Austrália, Europa, Reino Unido e EUA, em várias revistas, Year Book e livros de texto de renome, como se segue

Os Resultados da Excisão do Trapézio-Iyer, K.M. (1981) The Hand 13:246-250 O meu trabalho de investigação original sobre Os Resultados da Excisão do Trapézio Referido no Wheeless' Textbook of Orthopaedics- wheelessonline.com-Osteoarthritis-CMC Arthritis-Excision of the Trapezium. Editor-chefe. Clifford R. Wheeless III, MD. Tenho acompanhado este tópico ao longo dos anos desde a sua descrição em 1981 e documentei cerca de 21 citações como abaixo

1. Osteoartrite da Articulação Carpometacarpiana do Polegar-Lasse Kvarnes e Olav Reikeras (Fev.1985) The Journal of Hand Surgery, Vol.10-B, No.1, 117-120.

2. Artrite Reumatoide na Base do Polegar tratada por Ressecção do Trapézio ou Artroplastia com Implante - L.Kavarnes e O.Reikeras (junho de 1985) The Journal of Hand Surgery, Vol.10-B, No.2, 195-196.

3. Interposition Arthroplasty of the Trapeziometacarpal Joint for Osteoarthritis-

Paul C.Dell e Ruth B.Muniz (julho de 1987) Clinical Orthopaedics and Related Research, Número 220, 27-34.

4. Substituição do Trapézio por um Espaçador Universal de Elastómero de Silicone para Pequenas Articulações-B.Helal e I.McPherson (Nov.1989) The Journal of Hand Surgery, Vol.14B, No. 4, 456-459.

5. Procedimentos de Revisão para complicações da Cirurgia para Osteoartrite da Articulação Carpometacarpiana do Polegar-W.B. Conolly e S.Rath (agosto de 1993) The Journal of Hand Surgery, Vol.18B, No.4, 533-539.

6. Excisão do Trapézio para Osteoartrite na base do Polegar - Varley G.W,Calvey J,Hunter J.B,Barton N.J,Davis T.R.C (novembro de 1994) The Journal of Bone and Joint Surgery(Br), 76-B:Vol.6, 964-968.

7. Trapezectomia simples para o tratamento da osteoartrite trapeziometacarpiana do polegar-Vandenbroucke J,De Schrijver F, De Smet L,Fabry G (1997) Clin Rheumatol;16:239-242.

8. A Comparison of Trapeziectomy with and without ligament reconstruction and Tendon Interposition-H.J.C.R.Belcher and J.E.Nicholl (agosto de 2000) The Journal of Hand Surgery, Vol.25B, No.4:350-356.

9. Altura do Espaço Trapezial após Trapeziectomia: Mecanismo de formação e benefícios-N.D.Downing e T.R.C.Davis (2001) Journal of Hand Surgery, Vol.26A,862-868.

10. Early versus late mobilization after simple excision of the Trapezium-N.Horlock and H.J.C.R.Belcher (novembro 2002) The Journal of Bone and Joint Surgery, Vol.84-B, No.8:1111-1115.

11. Excisão do Trapézio para Osteoartrite da Articulação Trapeziometacarpiana: Um estudo sobre o benefício da reconstrução ligamentar ou interposição tendinosa (2004) Journal of Hand Surgery, Vol.29A, 1069-1077.

12. Wheeless' Textbook of Orthopaedics > wheelessonline.com > Osteoartrite > Artrite CMC > Excisão do trapézio

13. Resultados de um espaçador de articulação TMC degradável (Artelon) comparado com artroplastia de tendão Journal of Hand Surgery - American Volume 30 (2): 380-389, 2005 março.

14. Uma revisão da osteoartrite da articulação trapeziometacarpiana (ATM) eprints.soton.ac.uk/72296/1/TMJ, Article_NAROT_Journal_23Jan09 por Nicole Murphy, Bhoomiah Dasari & Jo Adams.

15. Artroplastia para excisão do trapézio e interposição de tendão em casos de rizartrose: estudo prospetivo, por Walter Gomes Pinheiro Junior I; Renan

Moukbel ChaimII; Henrique Bella Freire de CarvalhoIII Walter Manna AlbertoniIV; Flávio FaloppaV; João Batista Gomes dos Santos VI Rev. bras. ortop. vol.46 no.1 São Paulo 2011.

16. Excisão do Trapézio e Artroplastia de Interposição com Gelfoam para o Tratamento da Osteoartrite Trapeziometacarpiana por I. Nusem e Dr. Goodwin, Journal of Hand Surgery (British and European Volume,2003) 28B: 3: 242-245.

17. First carpo-metacarpal osteoarthritis and its association with occupation (with an emphasis on clerical workers) by Dr. Craig W. Martin, Senior Medical Advisor, Work Safe BC Evidence-based practice group, PO Box 5350 Stn Terminal, Vancouver BC V6B 5L5, November 2010.

18. Artroplastia da articulação CMC utilizando o implante modular BioPro para o polegar Louis S. Habryl, DO www.bioproimplants.com/downloads/dr_louis_habryl_cmc_study.pdf

19. Página n.º 52, Tese submetida para Doutoramento em 29 de janeiro de 2014, na Universidade Erasmus MC, Holanda, sobre a Gestão Cirúrgica `Thumbs Up' e os resultados da Osteoartrite Primária na base do Polegar por Guus M. Vermeulen.

20. "Excisão do Trapézio para Osteoartrite Carpometacarpiana da Base do Polegar". EC Orthopaedics 4.6 (2016): 653-656.

21. Mohan IK. Excisão do Trapézio para osteoartrite carpometacarpiana da base do polegar. Med Press.2016;1(1):1-3

ANATOMIA DO TRAPÉZIO E DO CARPO

O pulso normal tem quatro compartimentos articulares separados (Figura 2)

1. A articulação radiocárpica entre a fila proximal de ossos do carpo e o rádio distal, separada pela cartilagem triangular da articulação rádio-ulnar inferior.
2. A articulação radioulnar inferior.
3. A articulação intercalar é separada por reflexos sinoviais e ligamentos interósseos.
4. A articulação carpometacarpiana isolada do polegar.

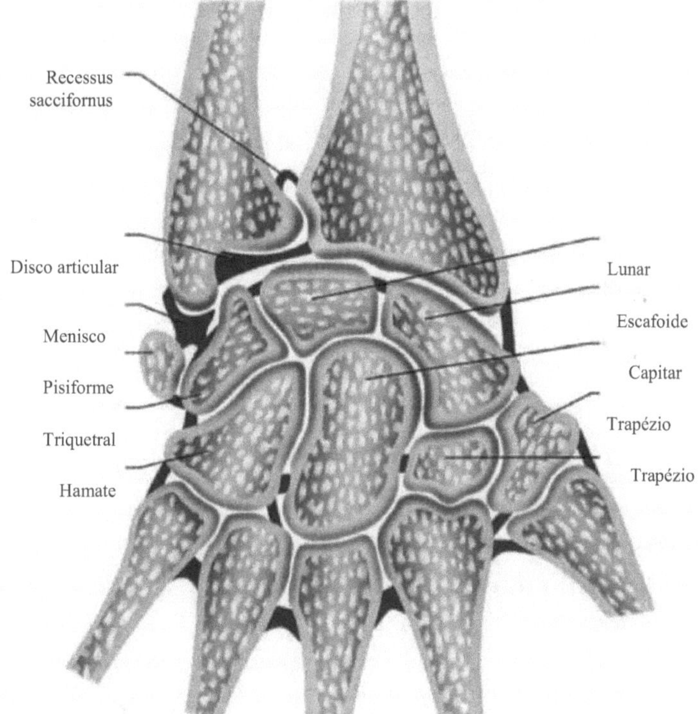

Figura 2: Secção coronal da articulação do pulso mostrando as superfícies articulares, a membrana sinovial e as cartilagens articulares
e os ligamentos interósseos.

A articulação carpometacarpiana do polegar é uma articulação única e separada, envolvida por uma cápsula rígida e não comunica com as outras articulações do carpo (Kuczynski,1974) (Refr.No.5). A integridade desta cápsula dura mantém-se mesmo na artrite reumatoide, quando pode haver comunicação livre entre todas as outras articulações (Harrison et al,1971) (Refr.No.6). O trapézio tem seis superfícies e quatro articulações.

1. Superfície palmar: Caracteriza-se por um sulco e um tubérculo. O sulco aloja o tendão do flexor radial do carpo e os seus lábios ligam-se ao retináculo do flexor. O tubérculo, que é coberto pelos músculos tenares, dá origem, de forma

proximal a distal, ao abdutor curto do polegar, ao oponente do polegar e ao flexor curto do polegar.
2. Superfície dorsal: É de natureza rugosa e está relacionada com a artéria radial.
3. Superfície lateral: É grande e rugosa e dá fixação ao ligamento colateral radial da articulação do pulso e ao ligamento capsular da articulação carpometacarpiana do polegar.
4. Superfície medial: Possui uma faceta côncava para articulação com o trapézio.
5. Superfície proximal: Possui uma faceta vazada para articulação com o escafoide distal.
6. Superfície distal em forma de sela: Destina-se à articulação com a base do metacarpo do polegar.

Para além destas superfícies, o trapézio tem uma projeção distal que se estende entre as bases do primeiro e segundo metacarpos e tem uma faceta dirigida medialmente para articulação com a base do segundo metacarpo.

A articulação Carpometacarpiana do Polegar

Trata-se de uma articulação única separada, em forma de sela, entre a base do primeiro metacarpo e o trapézio, rodeada por uma cápsula fibrosa revestida por membrana sinovial, distinta da das outras articulações carpometacárpicas e intercarpianas. A cápsula fibrosa é mais espessa lateralmente e dorsalmente. A articulação tem três conjuntos de ligamentos: Um ligamento lateral, relativamente grande, que se estende desde a superfície lateral do trapézio até ao lado radial da base do primeiro metacarpo, e ligamentos dorsal e palmar, que são bandas oblíquas que convergem na base do primeiro metacarpo.

As articulações intercarpais

As articulações intercarpais podem ser subdivididas em
1. Articulações entre os ossos da fileira proximal dos ossos do carpo.
2. Articulações entre os ossos da fileira distal dos ossos do carpo.
3. A articulação médio-carpal entre estas duas filas de ossos.

Os ossos que constituem as articulações intercarpianas estão ligados por um extenso sistema de ligamentos. A membrana sinovial do carpo é muito extensa. A cavidade assim formada estende-se entre as superfícies distais da fileira proximal e as superfícies proximais dos ossos da fileira distal, formando uma cavidade em forma de S entre as duas fileiras de ossos. Desta cavidade partem duas projecções proximais entre o escafoide e o semilunar, por um lado, e o semilunar e o triquetral, por outro. Emite três prolongamentos distalmente entre os quatro ossos da fileira distal.

A partir desta disposição anatómica, é evidente que a superfície articular distal do trapézio contribui para a formação de uma única articulação sinovial separada com a base do primeiro metacarpo, enquanto a superfície proximal do trapézio contribui para a formação da articulação intercárpica, que tem uma cavidade sinovial contínua com as articulações intercarpianas.

Fisk (1970) (refr.n.º 7) salientou a importância do escafoide que faz a ponte entre o lado radial da articulação médio-carpal e, juntamente com o trapézio, actua como um suporte articular que desempenha um pequeno papel nos movimentos médio-carpais. A estabilidade do carpo depende principalmente das estruturas da face volar do punho, nomeadamente

1. Ligamentos interósseos
2. Cápsulas para as articulações
3. Ligamentos do carpo

No seu conjunto, o carpo é mais estável no desvio ulnar e na dorsiflexão. Concluiu que a instabilidade do carpo pode ocorrer com ou sem fratura do escafoide e está frequentemente associada à hipermobilidade do escafoide nos seus pólos proximal ou distal, que pode ser a causa da artrite do carpo.

Capítulo 2

OSTEOARTRITE CARPOMETACARPIANA - PATOLOGIA E ESTÁGIOS

A patologia divide-se em 4 fases, a saber
1. A parte medial do trapézio é a primeira a apresentar desgaste (Lasserre, Pauzat e Derennes, 1949), pois é a parte menos utilizada, uma vez que o polegar é normalmente abduzido quando sujeito a pressão. Esta apresenta-se como uma sinovite inicial com inchaço local, dor e derrame na articulação (Figura 3), o que limita muito os movimentos do polegar e a pressão local no lado radial da base do primeiro metacarpo produz dor (Eaton e Littler, 1973). O espaço articular está distendido e pode ser visto nas radiografias como um alargamento do espaço articular. É esta primeira fase que, quando observada e tratada com injecções locais de esteróides, ajuda a aliviar os sintomas e muitos casos resolvem-se sem necessidade de tratamento adicional. Existe principalmente uma combinação de
    ⇒ Dor
    ⇒ Sinovite
    ⇒ Inchaço local
    ⇒ Efusão na articulação

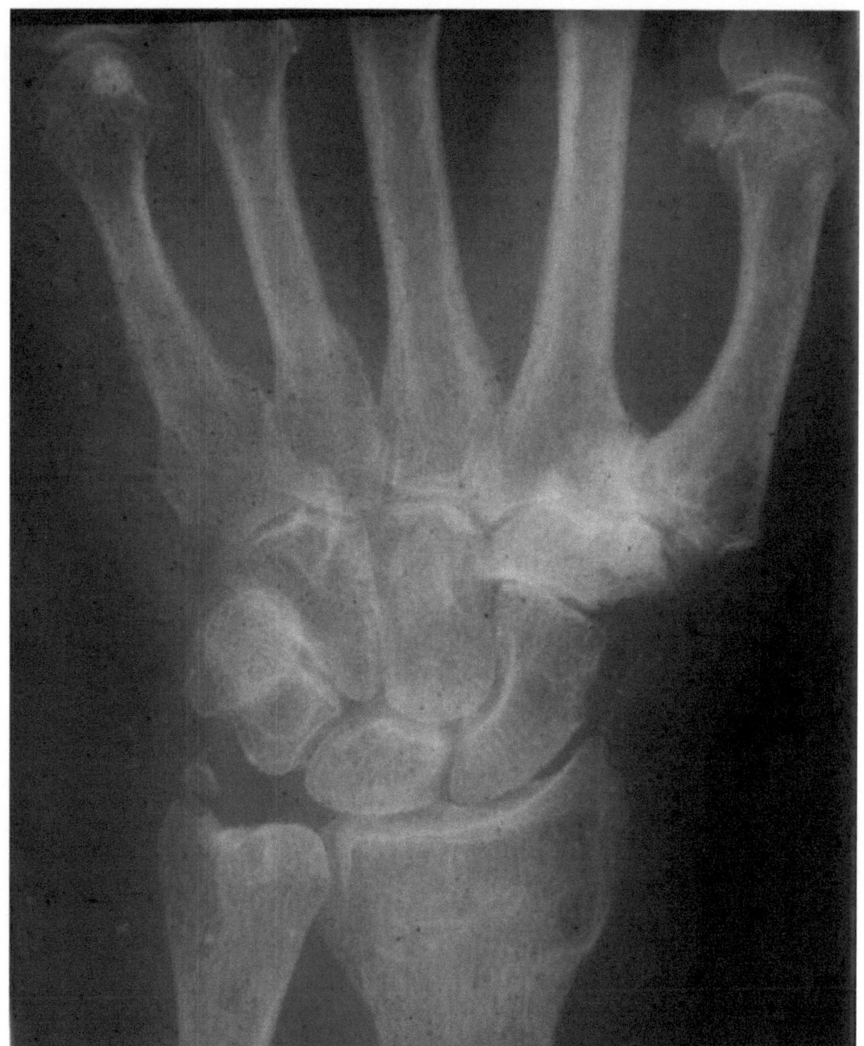

Figura3: Estágio No.1 da Osteoartrite Carpometacarpiana da base do Polegar.

2. Numa pequena percentagem de doentes, o processo estende-se para a segunda fase com a formação de osteófitos mediais, acompanhada clinicamente por um aumento da dor. É nesta fase que, à medida que as superfícies articulares são desnudadas da cartilagem, ocorre o estreitamento do espaço articular (Figura 4). A circundução do polegar com compressão axial produz um crepitar doloroso - o "teste de moagem" (Swanson, 1972). A perda de força e de movimento continua e a dor é exacerbada por movimentos de pinça ou de torção. A dor é exacerbada por movimentos de pinça ou de torção.

> ⇒ Dor intensa
>
> ⇒ Estreitamento do espaço articular
>
> ⇒ Osteófito medial

3. Com a progressão da doença, o primeiro metacarpo subluxa dorso-radialmente

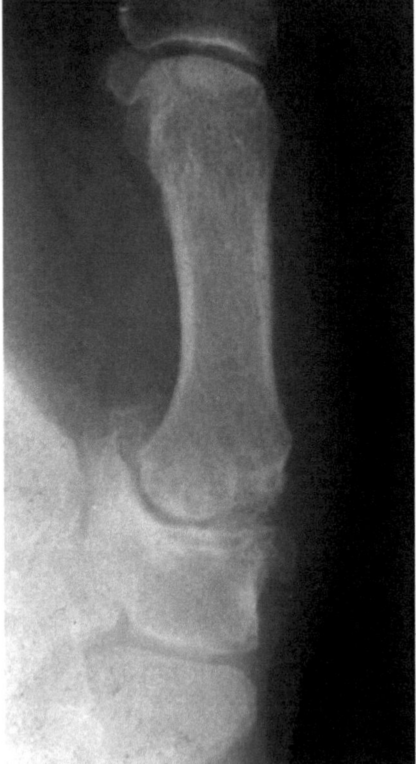

Figura 4: Estágio 2 da Osteoartrite Carpometacarpiana Osteoartrite da base do Polegar, mostrando diminuição do espaço articular com osteófito medial.

4. que traz a base do primeiro metacarpo dorsalmente e sua cabeça abduzida em direção ao plano da palma da mão (Figura 5). Na tentativa de ultrapassar esta incapacidade, está associada uma hiperextensão compensatória que ocorre na articulação metacarpo-falângica, de forma a restabelecer a abdução do polegar.

Nesta fase, clinicamente, a dor diminui, deixando o doente com um polegar instável.

Existe principalmente uma combinação de

⇒ Dor intensa

⇒ Diminuição acentuada do espaço articular e

⇒ Subluxação do metacarpo.

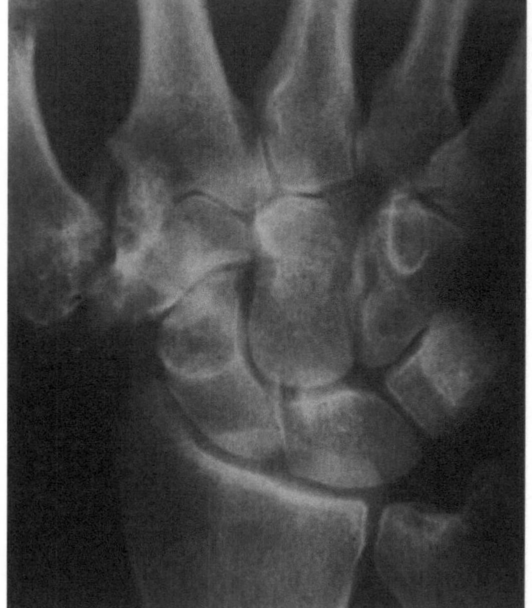

Figura 5: Estágio 3 da osteoartrite carpometacárpica da base do polegar, mostrando a subexposição do polegar.

5. A progressão da doença torna a articulação carpometacarpiana subluxada fixa por fibrose e contratura sobrepostas. Também se verifica uma hiperextensão acentuada na articulação metacarpo-falângica, juntamente com flexão na articulação interfalângica, completando a deformidade típica em Z (Figura 6). No entanto, clinicamente, nesta altura, a dor diminui, deixando o doente com um polegar fixo e aduzido.

Existe uma combinação de

⇒ Metacarpo sub-luxado fixado por fibrose e contratura

⇒ Deformidade de hiperextensão acentuada da articulação MCP

⇒ Deformidade em flexão da articulação IP

⇒ Dor mínima ou nula com

⇒ Polegar fixo aduzido.

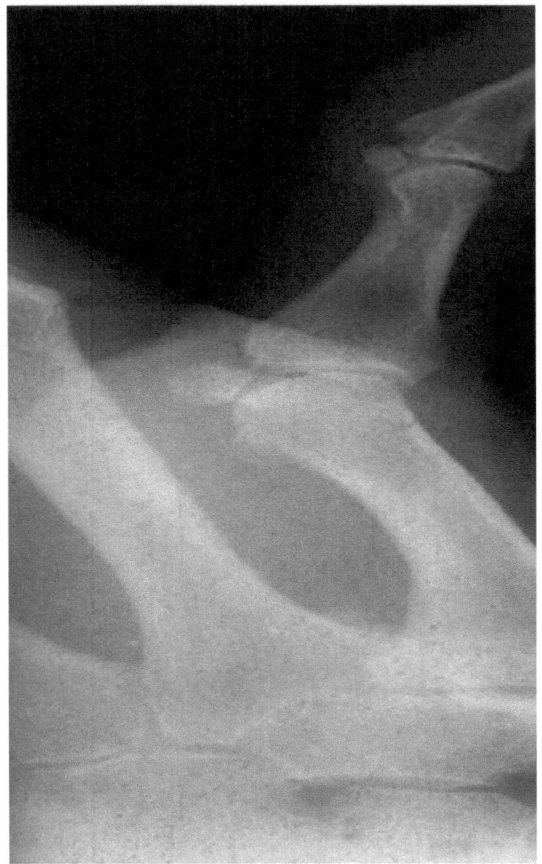

Figura6: Fase n.º 4 do
Osteoartrite carpometacarpiana da base do polegar, mostrando uma deformidade típica em forma de Z do polegar.

Capítulo 3
ARTROGRAMA DO CARPO-METACARPO CONJUNTO

Em 1980, em associação com o Professor Graham H. Whithouse, foi efectuado um artrograma em todos os casos de excisão do trapézio realizados pelo meu respeitado professor, Geoffrey V. Osborne, com o consentimento prévio dos doentes examinados. A principal intenção deste procedimento era delinear o espaço articular residual entre a base do primeiro metacarpo e o escafoide distal.

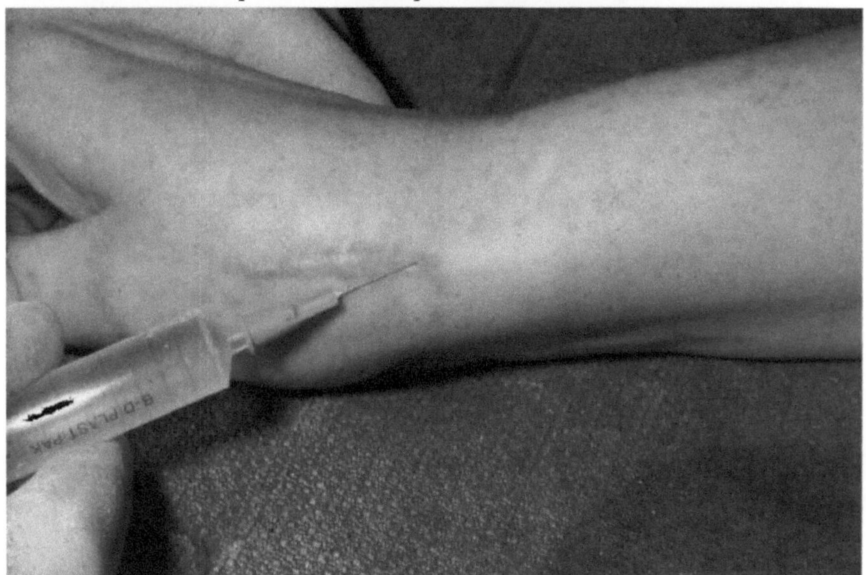

Figura 7: Fotografia do artrograma a ser efectuado.

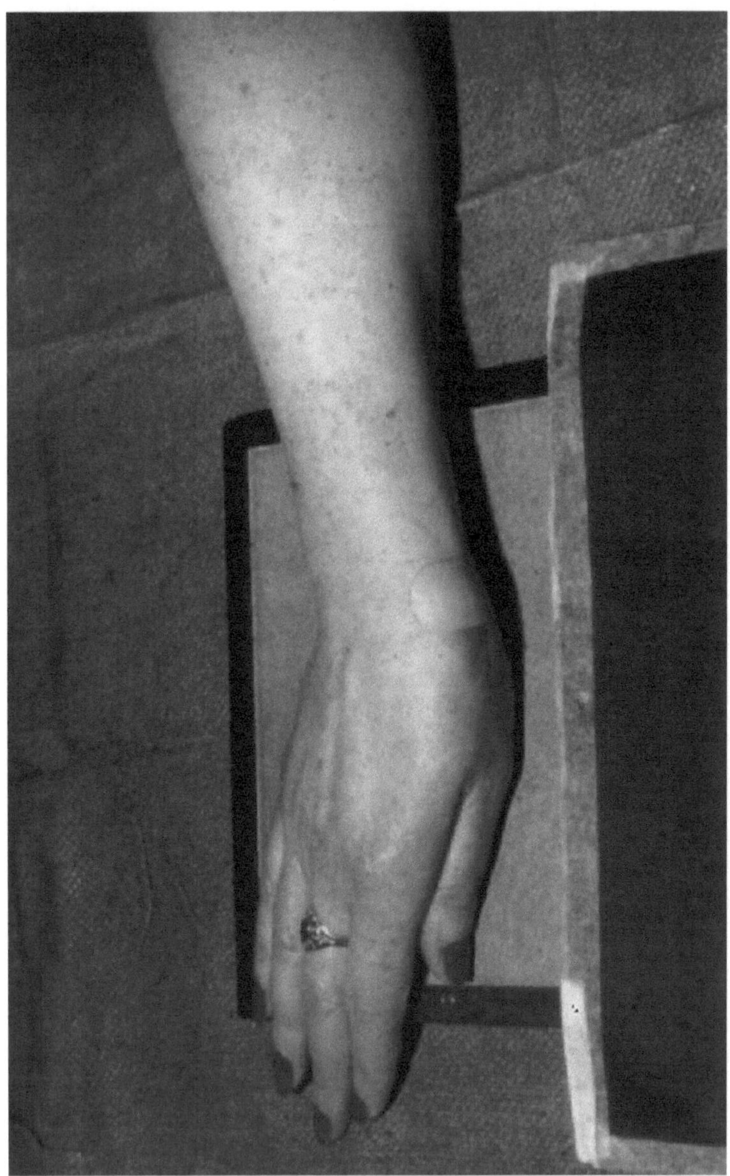

Figura 8: Fotografia mostrando a realização de radiografias imediatamente após a injeção de metrizamida.

Inicialmente, a canela imediatamente abaixo da base do polegar foi anestesiada localmente com uma injeção de lidocaína a 2%. Sob ampliação com um intensificador de imagem, introduziu-se suavemente uma agulha de calibre 22 na caixa de rapé anatómica (Figura 7), entre a base do primeiro metacarpo e o osso escafoide, que avançou mais para a pseudo-articulação, tal como sentido por uma cápsula fibrosa espessa e a pseudo-articulação, que foi ainda aumentada aplicando tração sobre o polegar. Após ter sido assegurada a posição da ponta da agulha. A metrizamida foi então injectada numa concentração de 280 miligramas de iodo por mililitro até a pseudo-articulação estar cheia e, de imediato, foram tiradas radiografias nas direcções antero-posterior e lateral (Figura 8) e também foram tiradas vistas de stress com o pulso em desvio radial e ulnar total. Isto deu-nos uma ideia da natureza e da configuração da pseudoarticulação após a excisão do trapézio. Para interpretar a configuração da pseudoarticulação assim obtida, foi também efectuado um artrograma per-operatório (Figura 9) após a excisão do trapézio na mesa de operações, como mostra a figura abaixo

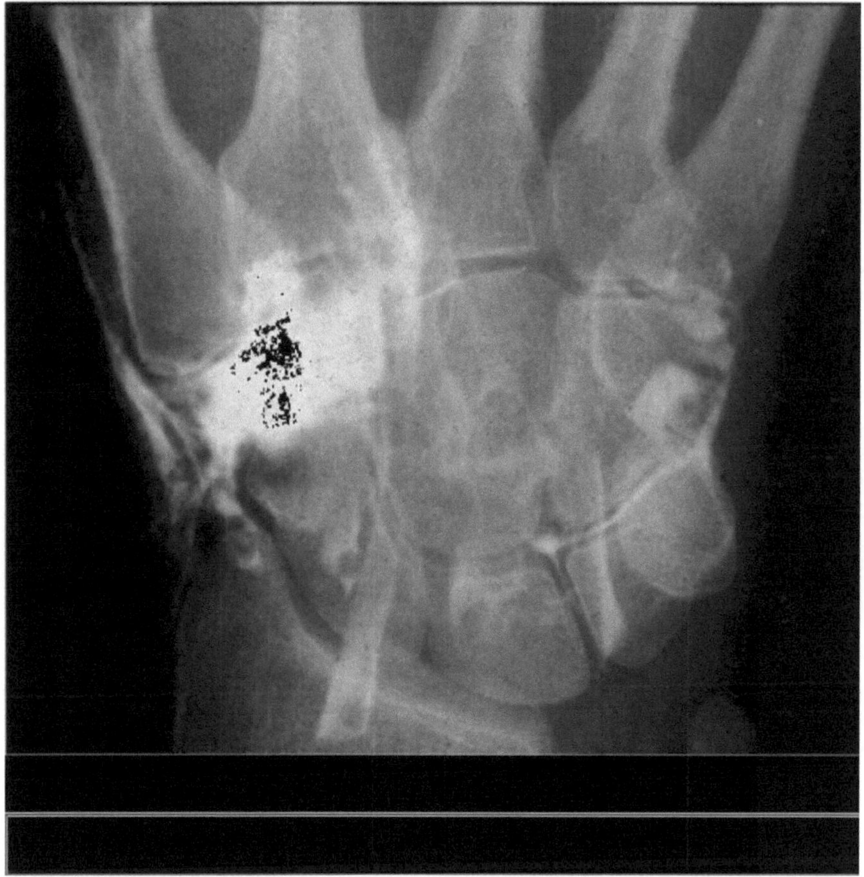

Figura 9: Vista AP do artrograma da pseudo-articulação efectuado no per-operatório na mesa.

Este procedimento foi também descrito em pormenor no artigo Arthrography of the Metacarpo - scaphoid joint following Excision of the Trapezium - K. Mohan Iyer & Graham H. Whitehouse, The Hand Vol. 13, No.3, 251 - 256, 1981.

TÉCNICA DE FUNCIONAMENTO

Gervis (1949) (referências nº 21 e 22) foi o primeiro a descrever a técnica preferida de excisão do trapézio. Utilizando um torniquete pneumático aplicado sobre o braço, o antebraço é colocado numa mesa de apoio sobre o seu bordo ulnar com o polegar para cima. É feita uma incisão paralela ao extensor curto do polegar na caixa de rapé anatómica. A incisão é efectuada paralelamente ao extensor curto do polegar na caixa de rapé anatómica. Proximalmente, atinge quase o processo estiloide do rádio e estende-se distalmente até à base do primeiro metacarpo, que é facilmente palpável. Os bordos da pele são retraídos e o tecido subcutâneo é limpo. Nesta fase, é importante identificar e proteger os ramos sensoriais do nervo radial e a artéria radial que atravessa a base da caixa de rapé anatómica em direção descendente e posterior. O espaço articular entre o trapézio e o primeiro metacarpo é facilmente identificado e amplamente aberto. Pode encontrar-se distendido com líquido. Os ligamentos são então dissecados do trapézio com uma faca de lâmina fina em direção proximal até se atingir a articulação com o escafoide. Introduz-se então um raspador na articulação para retrair e proteger a artéria enquanto se definem as articulações com o trapézio e as bases do segundo metacarpo. Ao contornar a superfície palmar e dissecar o ligamento transverso do carpo, é extremamente importante manter-se próximo do osso, caso contrário os tendões do flexor longo do polegar e do flexor radial do carpo podem ser danificados no seu sulco no trapézio. Mesmo quando todas as fixações do osso estão aparentemente separadas, este pode não querer soltar-se. Deve-se resistir à tentação de alavancar o osso para fora à força, para que não se deixem para trás alguns fragmentos, particularmente o prolongamento distal entre a primeira e a segunda bases metacarpianas e o osteófito medial. Se alguns fragmentos se soltarem, é preciso ter cuidado para os recuperar. A excisão deve ser sempre completa. No pós-operatório, é aplicada uma ligadura de pressão firme antes da remoção do torniquete. A mão deve ser elevada sobre almofadas para diminuir o inchaço da mão e dos dedos. Os movimentos activos dos dedos são iniciados desde o princípio e os movimentos do polegar devem ser encorajados logo que a dor o permita. Devido à dor, muitos destes doentes evitaram durante muito tempo os movimentos da articulação carpometacárpica, sendo necessária uma supervisão para garantir que o polegar é movimentado em toda a sua amplitude. Murley (1960) (Refr. n.º 23) afirmou que era impossível proteger o nervo radial se a incisão cutânea fosse curta e preferiu deixar uma cicatriz mais longa para poder dissecar e proteger o nervo. Sugeriu uma incisão cutânea com uma polegada de comprimento ao longo do lado radial do dorso da base do primeiro metacarpo, uma polegada transversalmente ao longo do dorso do trapézio e uma polegada verticalmente ao longo do bordo medial da articulação entre o trapézio e o escafoide. No pós-operatório, preconizou o uso de gesso durante três semanas com o polegar em abdução.

Goldner e Clippinger (1959) (Refr. n.º 24), utilizando a excisão do trapézio como coadjuvante na mobilização do polegar, defendiam a divisão do trapézio em três segmentos com um osteótomo, que eram depois removidos separadamente. Também ressecaram parte da base do segundo metacarpo, juntamente com a tenólise do extensor longo do polegar e do abdutor longo do polegar, consoante a necessidade.

CARACTERÍSTICAS CLÍNICAS DO CARPOMETACARPO
OSTEOARTRITE

São muito comuns em mulheres com mais de 60 anos, principalmente após a menopausa. O lado direito é o mais frequentemente afetado, mas ambos os lados são frequentes.

Os factores predisponentes são
1. Traumatismos em mais de 30%.
2. Anomalias de desenvolvimento.
3. Profissão.
4. Anatómico.

Os principais sintomas são
1. Dores fortes na base do polegar que se agravam com os movimentos.
2. Inchaço na base do polegar.
3. Rigidez do polegar.
4. Fraqueza do punho.

Durante o meu mandato com o falecido Geoffrey V Osborne, analisei em pormenor os seguintes factores para avaliar a função da mão no pós-operatório após a excisão do trapézio
1. Nome.
2. Sexo.
3. Mão dominante.
4. Profissão.

5. Tempo de ausência do trabalho - pré-operatório e pós-operatório para obter o tempo total de ausência do trabalho.
6. Regresso à atividade inicial.
7. Historial da lesão.
8. Duração das queixas pré-operatórias.
9. Tempo desde a cirurgia.

Historial de doenças associadas, tais como
1. Espondilose cervical.
2. Periartrite dos ombros.
3. Tenossinovite estenosante.
4. Descompressão do nervo mediano.
5. Pormenores sobre a cirurgia, como a incisão e o tratamento pós-operatório.

Foram acompanhados 26 punhos em 18 pacientes, dos quais oito foram submetidos a trapezectomias bilaterais. Foram incluídos nove homens, com idades compreendidas entre os 56 e os 79 anos, com uma média de 67 anos, e nove mulheres, com idades compreendidas entre os 41 e os 70 anos, com uma média de 58 anos (Tabela 1).

	Número de Doentes	Número de Operações	Idade (anos)	
			Média	Gama
Homens	9	13	67.66	56-79
Mulheres	9	13	58.11	41-70

Tabela 1: Representação dos doentes analisados.

Havia antecedentes de lesão em 7 punhos e a mão dominante foi afetada em 13 dos 18 doentes analisados. No pós-operatório, o tempo de seguimento variou entre 2 meses e 14 anos. No pré-operatório, a duração das queixas variou entre 1 ano e 10 anos, sendo predominante a dor intensa, a fraqueza da preensão e a incapacidade de utilizar o polegar, pelo que foi efectuada uma excisão do trapézio. Em todos os doentes, o tempo total de ausência do trabalho foi, em média, de 3 meses. Dos 18 doentes, 7 já estavam reformados quando o trapézio foi excisado, enquanto os restantes regressaram à sua atividade profissional original. O tempo médio de recuperação da função útil da mão foi de cerca de 3 meses.

Dos 18 doentes analisados, 13 tinham espondilose cervical associada, enquanto 9 doentes tinham periartrite dos ombros. 3 doentes tinham tendovaginite estenosante, enquanto 4 tinham compressão do nervo mediano no túnel cárpico, o que exigiu descompressão cirúrgica em dois deles.

Dos 26 punhos analisados, a excisão do trapézio foi efectuada pela técnica descrita por Gervis em 24 punhos, enquanto num punho foi utilizada a incisão de Murley e no outro uma incisão transversal.

No pós-operatório, o punho foi imobilizado em lã e crepe em 23 punhos, enquanto nos restantes 3 punhos a articulação foi transfixada com fios K e imobilizada em gesso durante 3 semanas.

As fotografias tiradas em série mostram várias funções satisfatórias da mão no pós-operatório após a excisão do trapézio (Figuras 10 e 11).

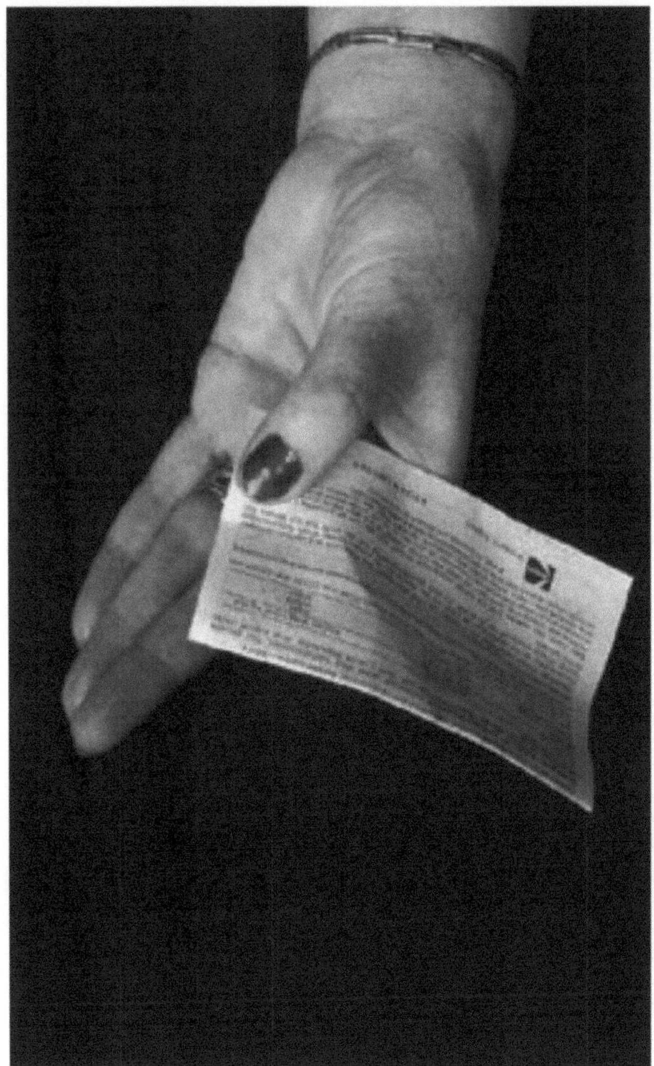

Figura 10: Função da mão mostrando a adução do polegar após a excisão do trapézio

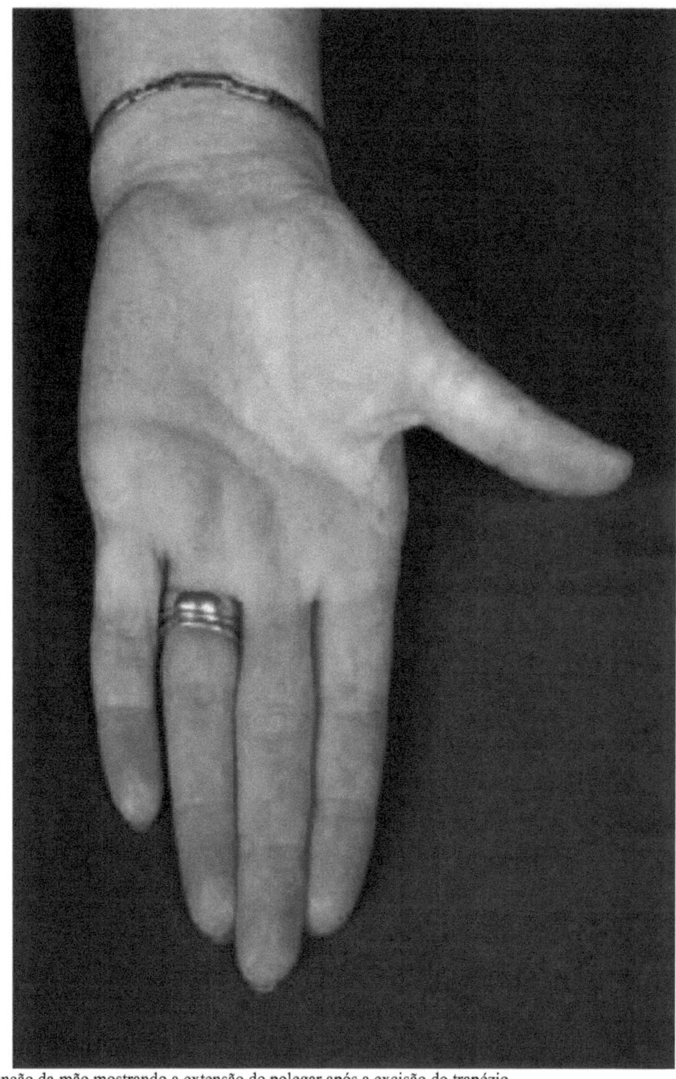

Figura 11: Função da mão mostrando a extensão do polegar após a excisão do trapézio

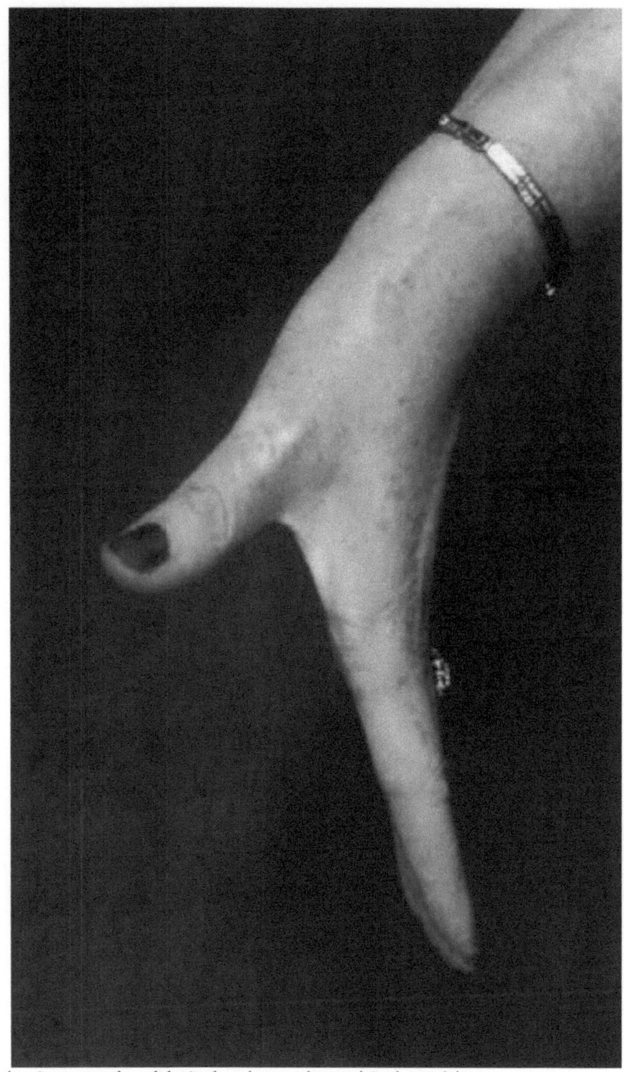

Figura12: Função da mão mostrando a abdução do polegar após a excisão do trapézio

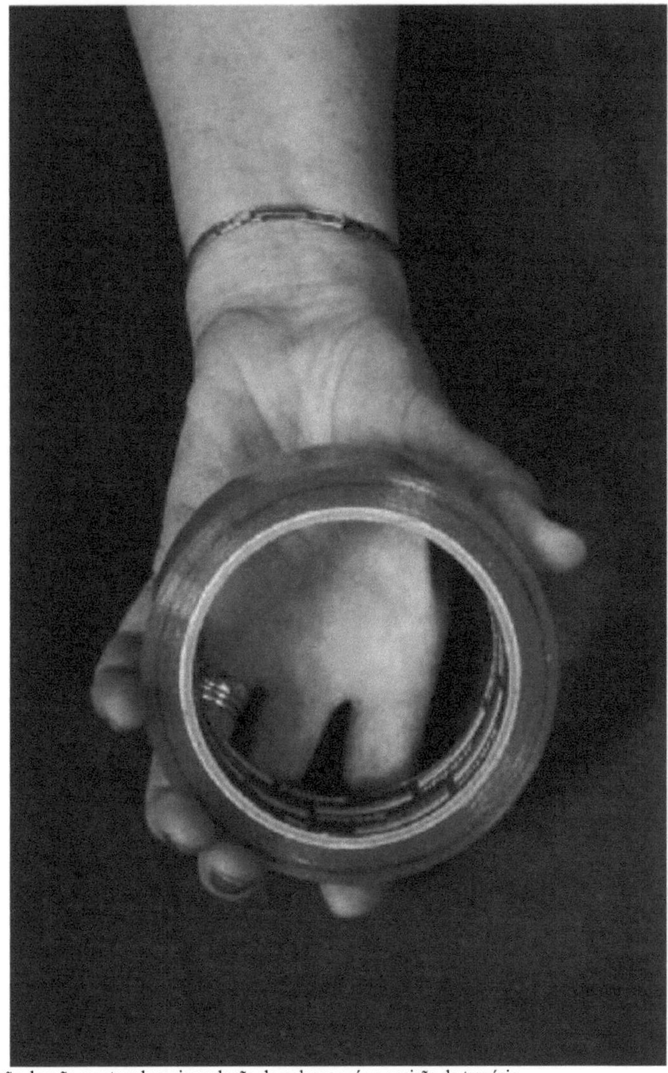

Figura13: Função da mão mostrando a circundução do polegar após a excisão do trapézio

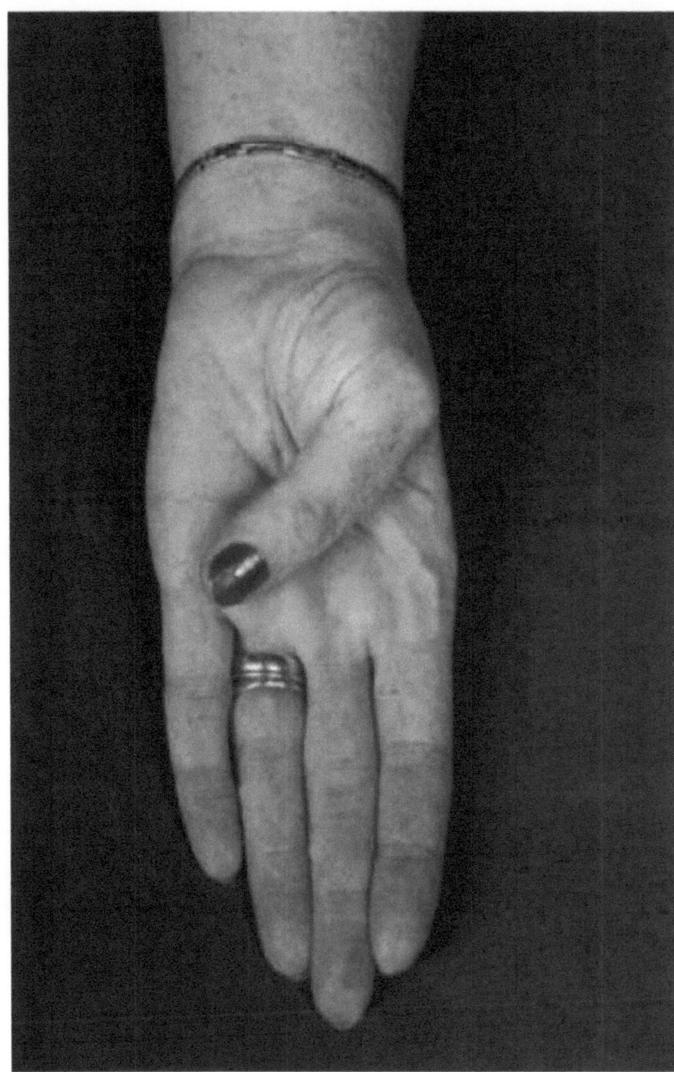

Figura 14: Função da mão mostrando a oposição do polegar após a excisão do trapézio

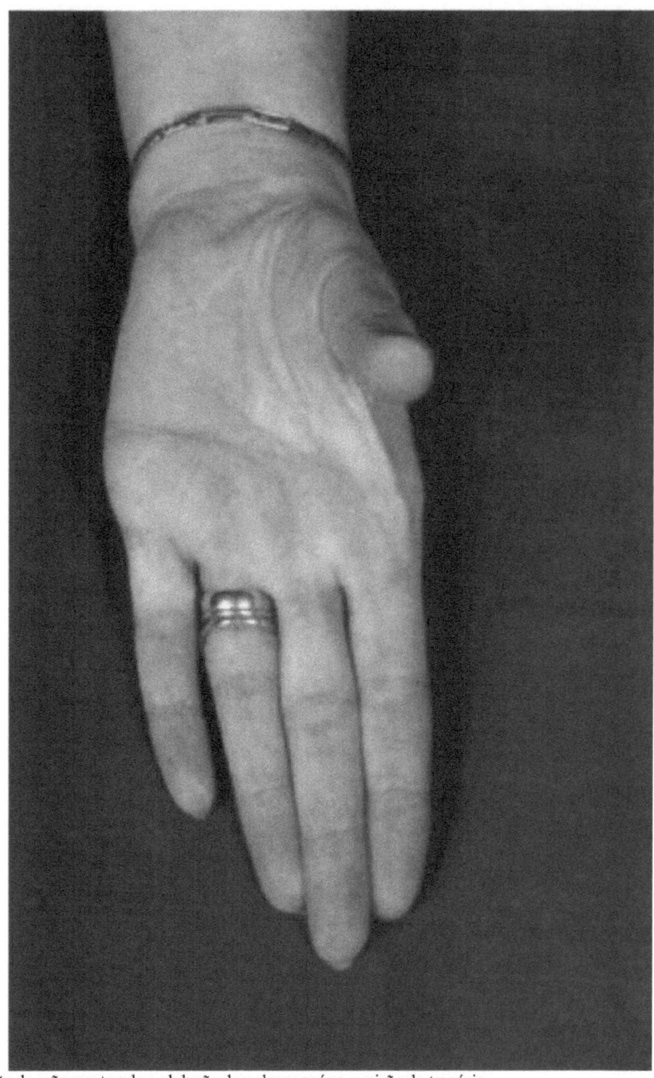

Figura15: Função da mão mostrando a abdução do polegar após a excisão do trapézio

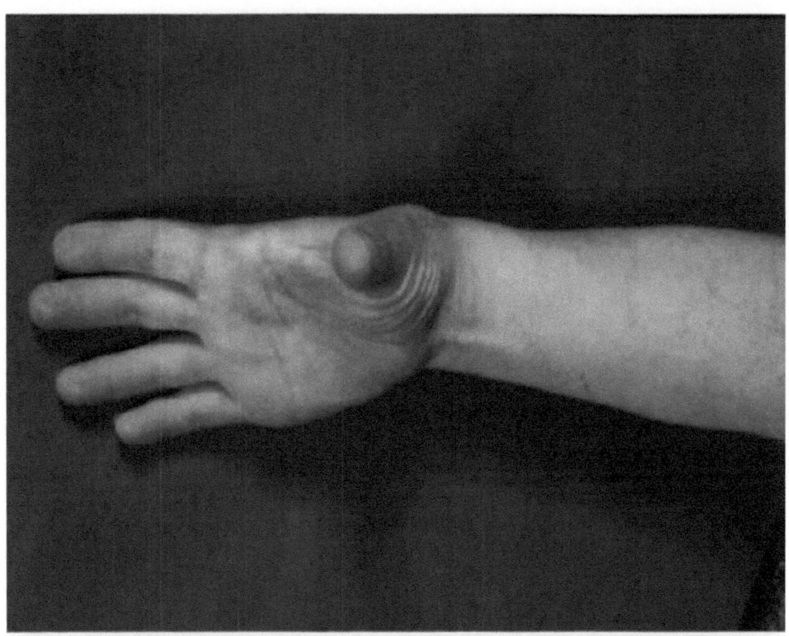

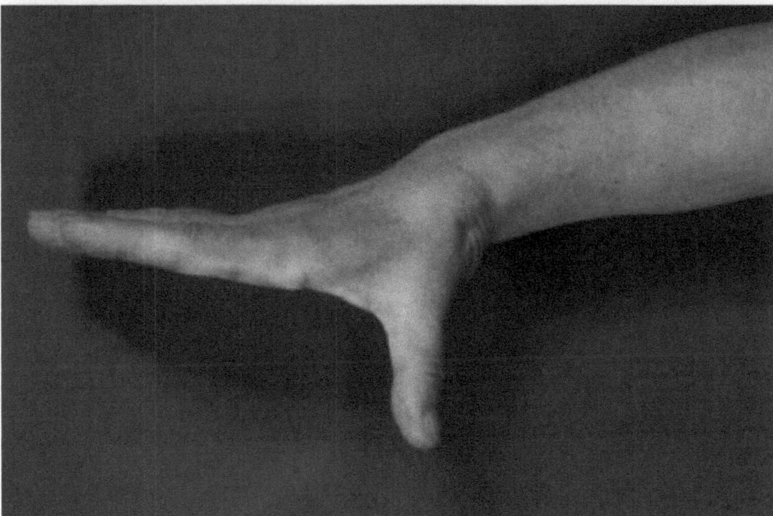

Figura 16 e 17: Função da mão mostrando a abdução do polegar após a excisão do trapézio

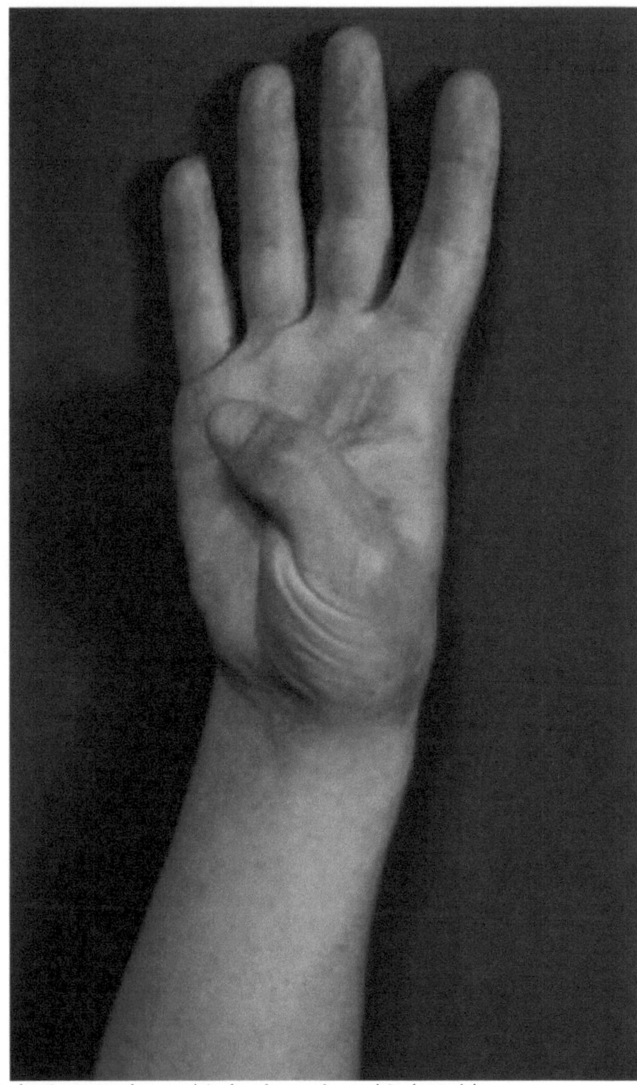

Figura 18: Função da mão mostrando a oposição do polegar após a excisão do trapézio

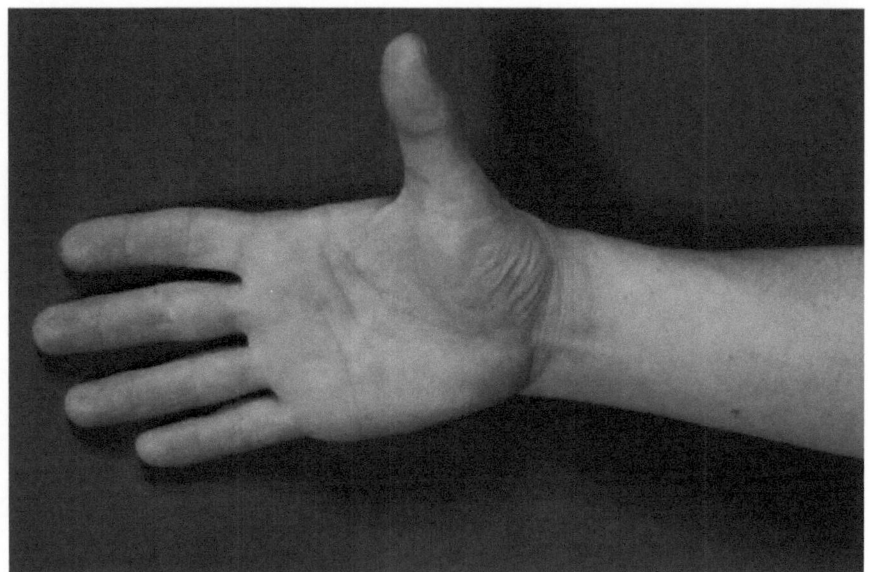

Figura19: Função da mão mostrando a extensão do polegar após a excisão do trapézio

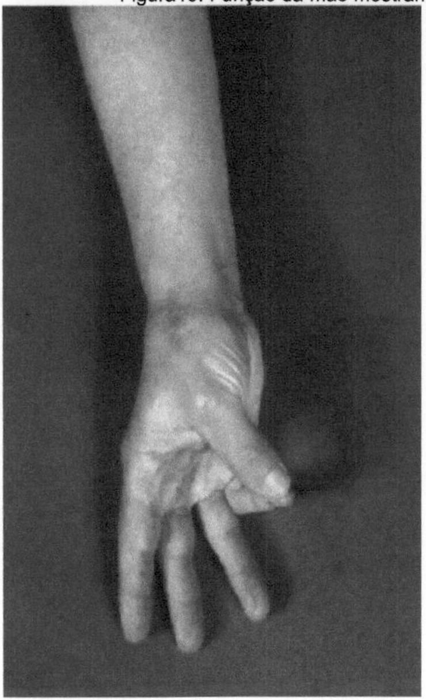

Figura 20: Função da mão mostrando a oposição do polegar após a excisão do trapézio

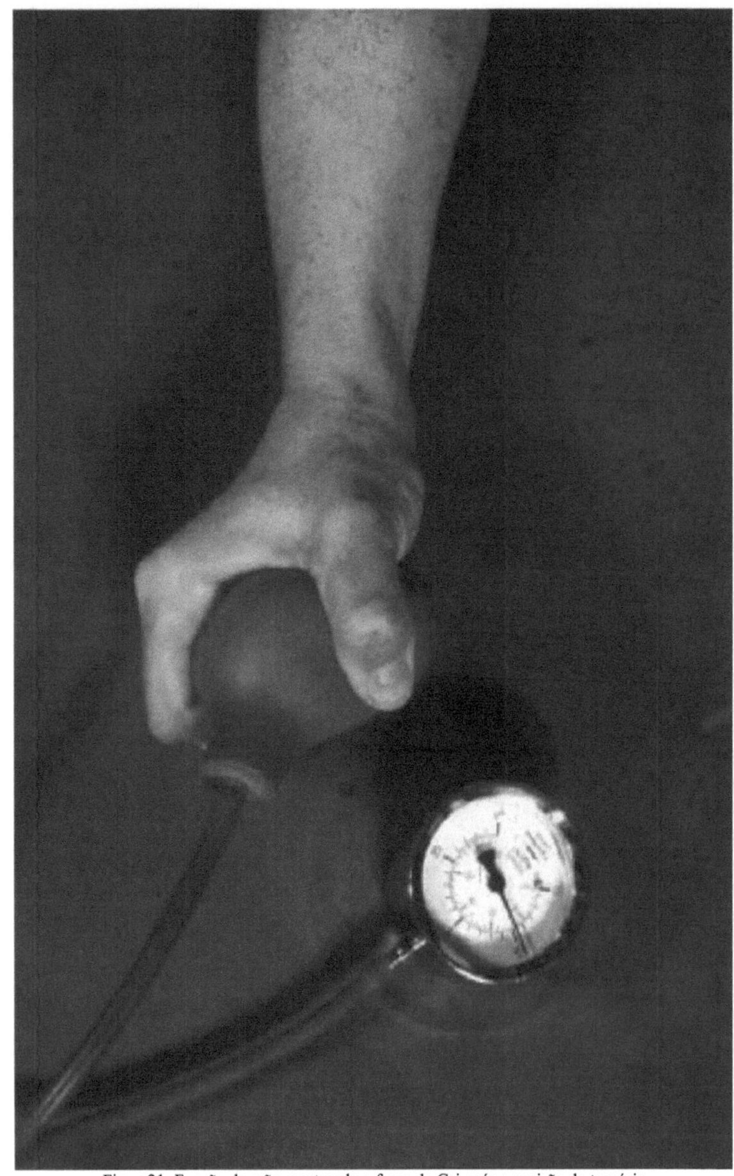

Figura21: Função da mão mostrando a força de Gri após a excisão do trapézio

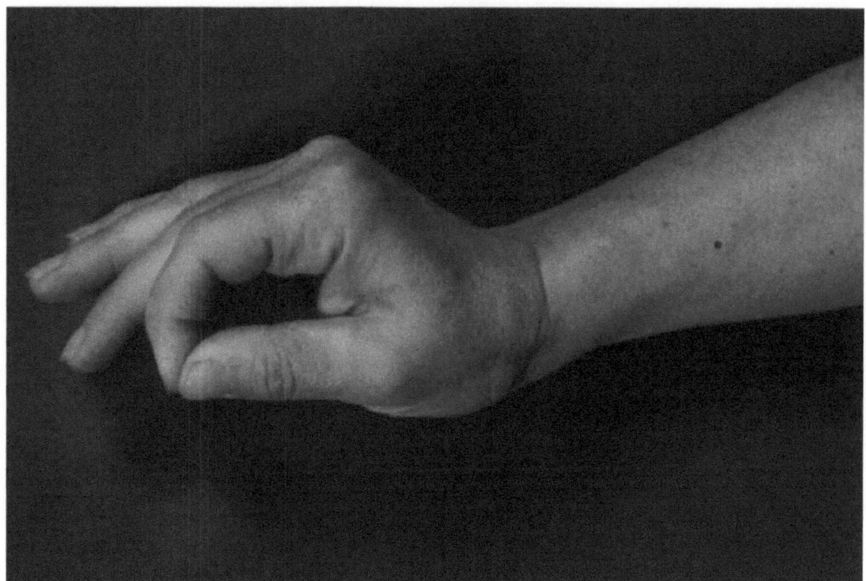
Figura22: Função da mão com preensão em pinça após a excisão do trapézio

Todos os 26 pulsos tinham os tendões do flexor longo do polegar e do flexor radial do carpo intactos e funcionais. Num caso, o tendão do flexor radial do carpo foi cortado, tendo sido suturado na mesa para obter um resultado normal. Três pulsos mostraram evidência de sensações diminuídas sobre o dorso da base do polegar, inferindo danos nos ramos sensoriais do nervo radial. Cinco pulsos mostraram evidência de formação de queloide, enquanto nove pulsos tinham sensibilidade localizada na cicatriz. No entanto, nenhum dos punhos apresentava um neuroma palpável na cicatriz.

Em 18 pulsos, observou-se mais de três quartos da amplitude normal e da potência de abdução do polegar, enquanto os restantes tinham menos de metade da amplitude normal e da potência de abdução do polegar. Em 14 pulsos, a oposição era total com amplitude e potência normais, enquanto 9 pulsos tinham uma amplitude normal com metade da potência normal e os restantes tinham menos de metade da amplitude e da potência normais da oposição.

A abdução era normal em potência em todos os punhos, exceto num. O arco de circundução do polegar era superior a três quartos do normal em todos os punhos, exceto num.

A preensão de oposição (Tabela 2) era de potência normal em 6 punhos, enquanto 14 punhos tinham mais de metade da potência normal e os restantes 6 punhos tinham menos de metade da potência normal.

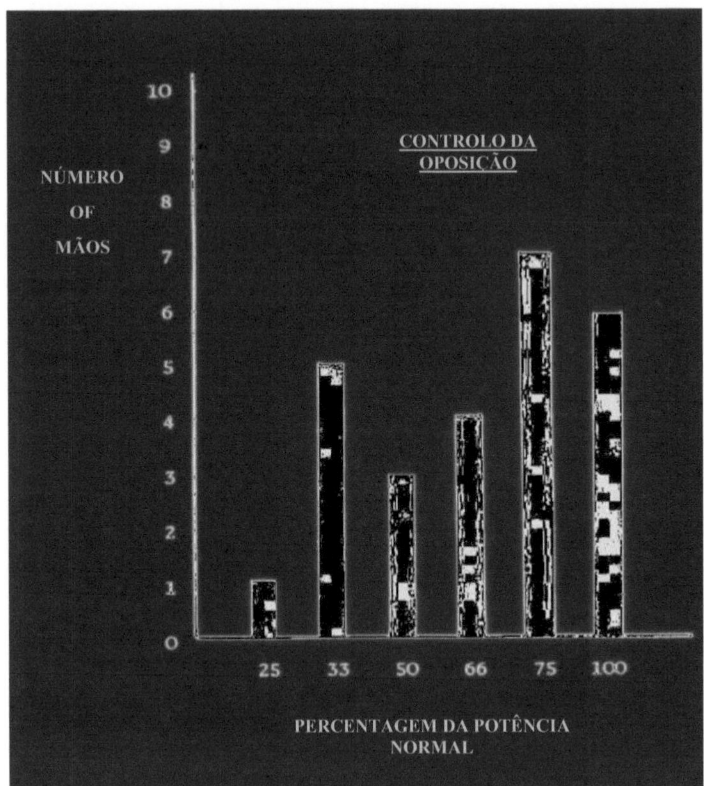

Quadro 2: Representação da oposição

A força de preensão de pinça era normal (Tabela 3) em 7 punhos, enquanto 16 punhos tinham mais de metade da força normal e os restantes 3 punhos tinham menos de metade da força normal. Dos 26 pulsos, 20 pulsos mostraram alguma redução na potência da preensão de oposição e 19 pulsos mostraram alguma redução na potência da preensão de pinça.

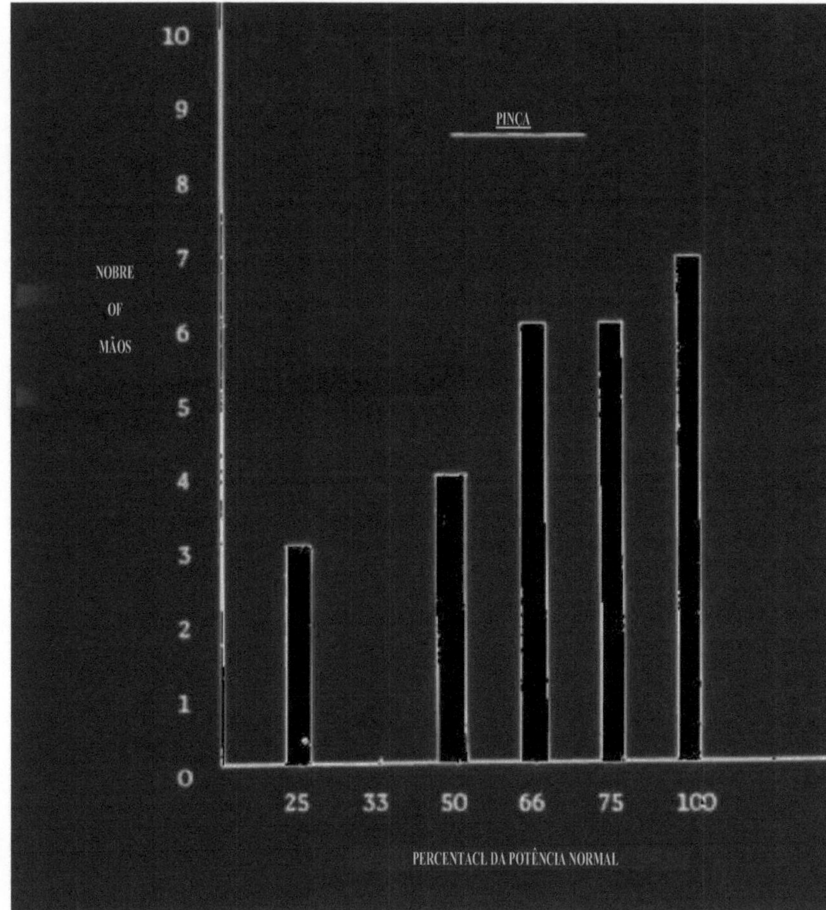

Tabela 3: Representação do Pinch Grip

Nos doentes em que foram efectuadas trapeziectomias bilaterais, a envergadura da mão era quase igual em ambos os lados, enquanto nos outros a diminuição da envergadura da mão era, em média, de meio centímetro em comparação com o lado oposto. O encurtamento do polegar era, em média, de três oitavos de polegada em comparação com o lado oposto, enquanto nos doentes que tinham sido submetidos a trapeziectomias bilaterais o encurtamento era quase igual em ambos os lados. O ângulo inter-metacarpiano era inferior a metade do normal em 3 punhos, enquanto os restantes tinham mais de três quartos do ângulo inter-metacarpiano normal.

A opinião dos doentes (Tabela 4) relativamente ao alívio da dor e à melhoria da função da mão indica que todos ficaram satisfeitos, exceto um que ficou pior após o procedimento operatório.

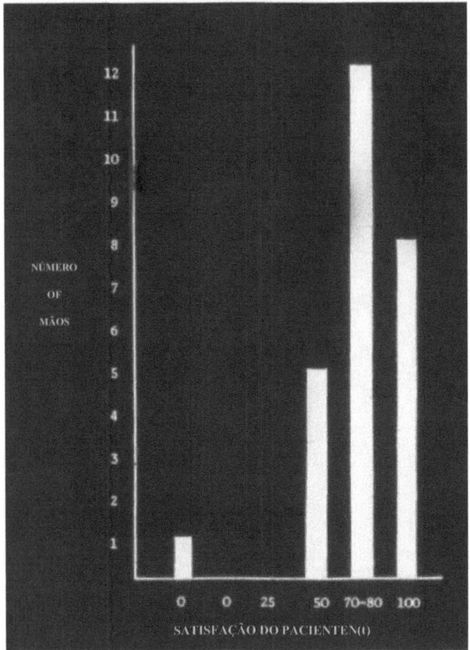

Quadro 4: Satisfação dos doentes

Este doente apresentava uma incapacidade considerável resultante da espondilose cervical grave associada e da teno-vaginite estenosante que afectava o dedo anelar.
Avaliação radiográfica:
1. Nível da base do primeiro metacarpo
2. Ossículos acessórios
3. Lacuna radiológica
4. Telescópico
5. Vistas de stress
6. Alterações degenerativas na base do primeiro metacarpo, no escafoide distal e noutras partes do carpo.

Resultados da avaliação radiográfica
1. Telescópico - 14 pulsos (55%)
2. Ossículos acessórios - 9 pulsos (40%)
3. Fosso radiológico - 1mm a 6mm.
4. Alterações degenerativas em
    a. Base do primeiro metacarpo - 14 pulsos
    b. Escafoide distal - 8 pulsos
    c. Sem alterações - 11 pulsos
5. Cartilagem residual
    a. Base do primeiro metacarpo - Nulo em 3 punhos - Presente em 22 punhos
    b. Escafoide distal - Nulo em 2 punhos - presente em 23 punhos

6. Subluxação lateral do 1º metacarpo em abdução
   a. Subluxação acentuada em 3 pulsos
   b. Subluxação moderada em 22 pulsos
7. Manutenção do espaço articular apesar da subluxação do 1º metacárpico no escafoide no desvio radial do pulso
8. Vistas de stress do pulso
   a. Sem alterações - 9 pulsos
   b. Alargamento da articulação escafo-trapezoidal (Figura 23) - 12 punhos
   c. Alargamento da articulação escafo-capitato - 6 punhos
   d. Alargamento do espaço entre a primeira e a segunda base dos metacarpos - 6 punhos

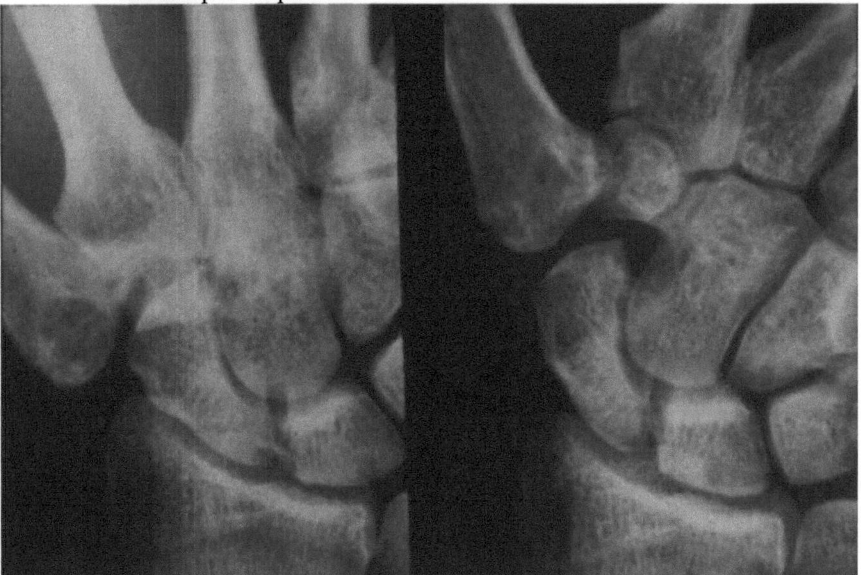

Figura 23: Mostra o espaço entre a articulação escafo-trapezoidal.

A avaliação artrográfica da pseudo-articulação mostrou que todos os 26 pulsos apresentavam um espaço articular distinto que podia ser delineado. Em 10 pulsos, existia uma comunicação entre a pseudoarticulação e a articulação médio-carpal. Em apenas um caso, o meio de contraste entrou na articulação radioulnar distal a partir da articulação mediana do carpo. Em 4 punhos, existia uma comunicação direta entre a pseudoarticulação e as bainhas tendinosas do extensor curto do polegar e do abdutor longo do polegar.

O artrograma efectuado no per-operatório (Figura 24)

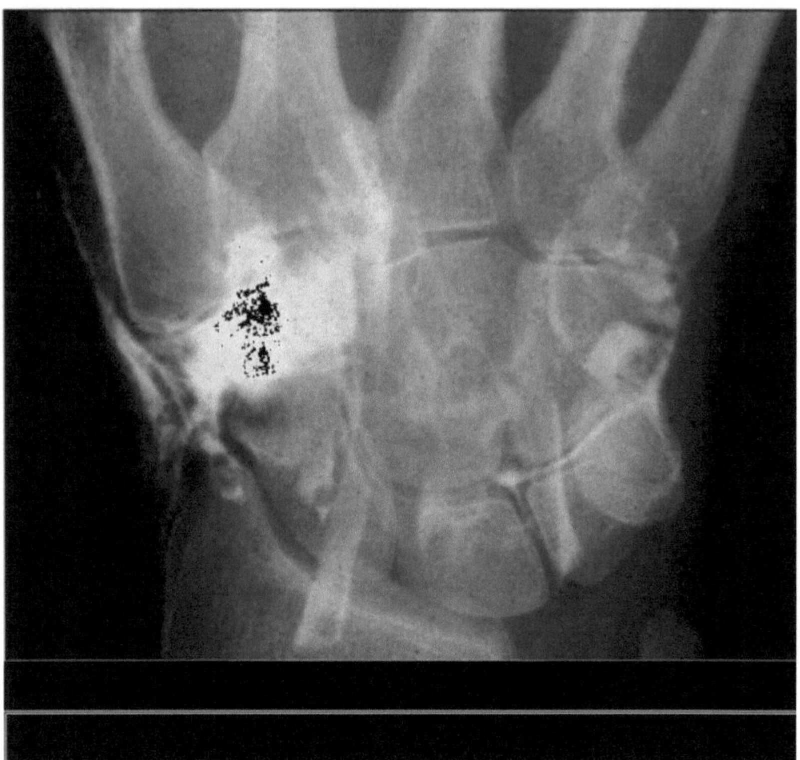

Figura24: Artrograma per-operatório efectuado na mesa de operações após a excisão do trapézio.

Na mesa, após a excisão do trapézio, verificou-se a extensão do corante da pseudo-articulação para a articulação médio-cárpica, bem como o preenchimento das bainhas tendinosas do abdutor longo do polegar e do extensor curto do polegar e do flexor longo do polegar. No entanto, nos punhos analisados, os artrogramas mostraram que o espaço articular tinha um contorno irregular em 16 punhos, especialmente naqueles com menos de 100% de melhoria clínica. A irregularidade do espaço articular foi também observada em todos os 6 punhos quando o artrograma foi efectuado nos 6 meses seguintes à excisão do trapézio, altura em que o espaço articular era normalmente de pequena capacidade e particularmente irregular. No entanto, não existem características artrográficas que forneçam um guia para o prognóstico ou que se correlacionem com a avaliação clínica após a excisão do trapézio. Os artrogramas da pseudo-articulação, no único caso em que se verificou deterioração da função do polegar devido a alterações degenerativas da pseudo-artrose, revelaram perda completa da cartilagem articular sobre a base do primeiro metacarpo e do escafoide distal, bem como comunicação da pseudo-articulação com a articulação médio-cárpica. Em todos os outros havia cartilagem residual sobre as extremidades ósseas opostas.

Capítulo 4

CARACTERÍSTICAS ARTROGRÁFICAS

Durante a realização de um artrograma, foram observadas as seguintes características
1. Quantidade de corante injetado
2. Facilidade de localização da articulação e da injeção
3. Cartilagem articular residual sobre
    a. Base do primeiro metacarpo
    b. Escafoide distal
4. Características das juntas
5. Isolado
    a. Comunicações - médio-carpo
        i. Radiocarpo
        ii. Radioulnar
        iii. Bainhas dos tendões
        iv. Bolsa entre a 1ª e a 2ª bases metacarpianas
6. Vistas do stress
7. Artrograma per-operatório
Os resultados registados foram os seguintes
1. Espaço articular distinto
2. Com articulação intercalar do carpo
3. Comunicação com a articulação radiocárpica
4. Com articulação distal da RU
5. Comunicação com as bainhas dos tendões
6. Contorno
    a. Irregulares e pequenos - 16 pulsos
    b. Regular e maior - 9 pulsos

PROCEDIMENTOS ALTERNATIVOS

O tratamento da Osteoartrite Carpometacárpica da base do Polegar pode ser resumido da seguinte forma
1. Tratamento conservador, como
    a. Fisioterapia
    b. Radioterapia
    c. Tala e
    d. Esteróides intra-articulares
2. Tratamento cirúrgico, como
    a. Forragem
    b. Tenodese intra-articular
    c. Excisão do trapézio
    d. Artrodese

    e. Artroplastia interposicional de borracha de silicone ou

    f. Substituição de próteses

De particular interesse é a tese submetida por Guus M. Vermeulen, MD, PhD para o seu doutoramento em 29 de janeiro de 2014, à Universidade de Erasmus MC, Holanda, sobre `Thumbs Up' Surgical Management and outcome of Primary Osteoarthritis at the base of the Thumb (ref.no 19).Eu tinha estado em contacto pessoal com ele durante este tempo e ele até publicou a sua tese no Journal of Medical Thesis em 2016.Eu também tinha escrito um Editorial Convidado para o Journal of Medical Thesis (Ref20)

Estudei a literatura, a anatomia do trapézio, a patologia da doença, que se apresenta em 4 fases, a avaliação artrográfica da pseudoarticulação após a excisão do trapézio, a avaliação clínica dos doentes efectuada por um cirurgião, o falecido Geoffrey V Osborne, que incluiu todos os movimentos do polegar, incluindo a preensão e a preensão de força, bem como a satisfação dos doentes com este procedimento (Figura 25)

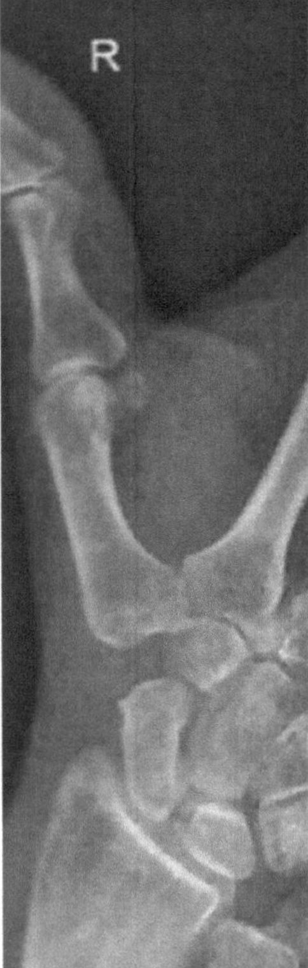
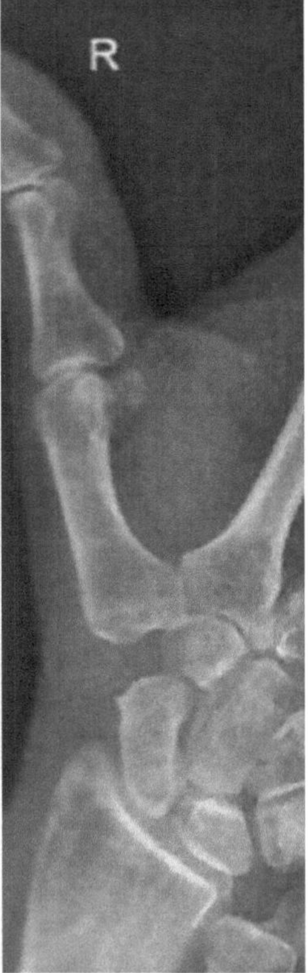

Figura26: Radiografia oblíqua pós-operatória de Trapeziectomia com procedimento LRTI (radiografias reproduzidas com o consentimento gentil de Guus M. Verneulen, MD, PhD, Cirurgião Plástico, Xpert Clinic, Amesterdão, Países Baixos)
Figura25: Radiografias pós-operatórias da Trapeziectomia (radiografias reproduzidas com o consentimento gentil de rom Guus M.Verneulen, MD, PhD, Cirurgião Plástico, Xpert Clinic, Amesterdão, Países Baixos)

A evolução desta condição resultou no avanço do tendão do Abductor pollicis longus com reforço do tendão com um deslizamento tendinoso do habitualmente do flexor radial do carpo. (Figura 26)

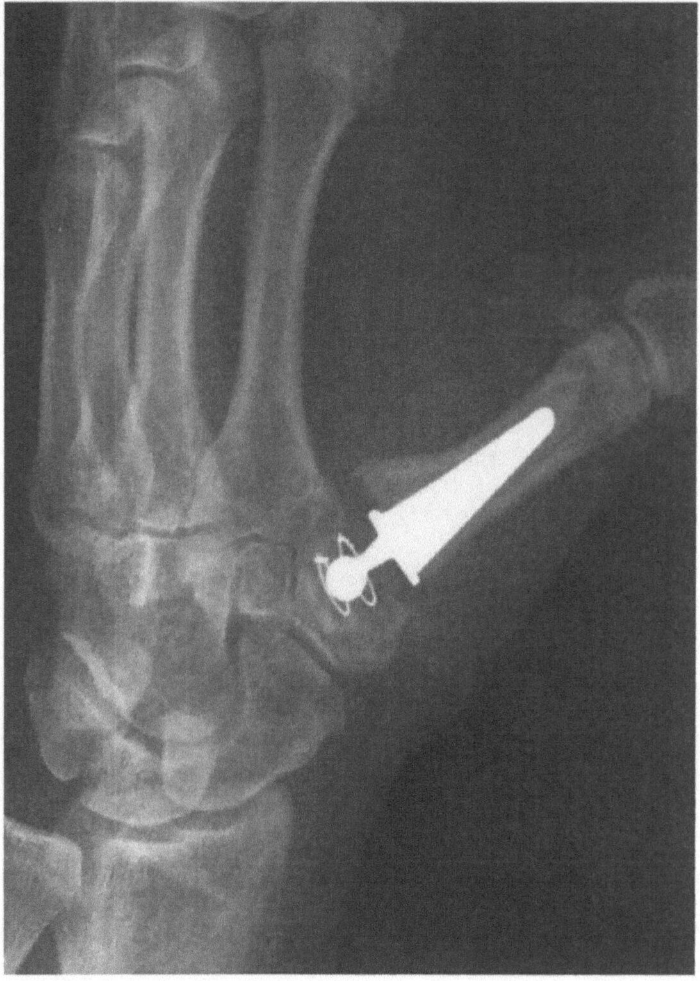

Figura27: Radiografias pós-operatórias de TJA (prótese Guepar) (radiografias reproduzidas com o consentimento gentil de Guus M. Verneulen, MD, PhD, Cirurgião Plástico, Xpert Clinic, Amesterdão, Países Baixos)

Mesmo Implantes de borracha de silicone (Figura27) e artrodese da articulação carpometacarpiana (Figura28)

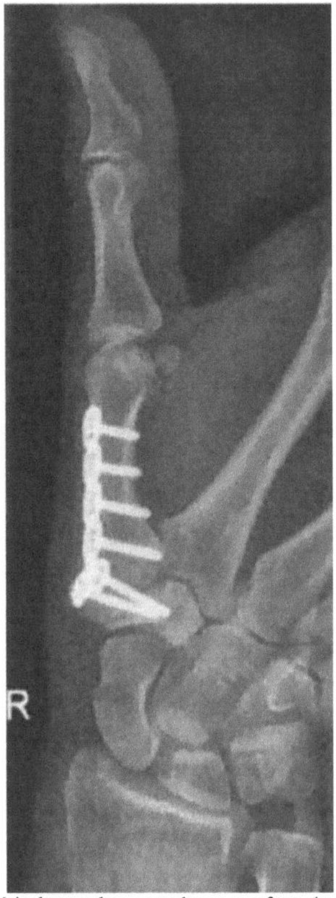

Figura28: Radiografia oblíqua pós-operatória de artrodese com placa e parafusos (radiografias reproduzidas com o consentimento gentil de Guus M. Verneulen, MD, PhD, Plastic Surgeon, Xpert Clinic, Amesterdão, Países Baixos) foram experimentadas com resultados insatisfatórios.

É particularmente o procedimento de escolha em pacientes que também têm artrite trapézio-escafoide associada.

DISCUSSÃO

A excisão do trapézio para a osteoartrite da articulação carpometacarpiana do polegar é considerada uma operação bem sucedida na maioria dos doentes em que é efectuada, com alívio da dor e restabelecimento dos movimentos.

Esta revisão concorda com Aune, Murley, Weinman e Lipscomb que a artrite carpometacarpiana do polegar é comum nas mulheres por volta dos 60 anos de idade. Nesta idade, uma vez aliviada a dor, os doentes não estão demasiado preocupados com a estabilidade ou os movimentos. Normalmente, há uma diminuição permanente da força de preensão, que foi observada por muitos autores no passado. A remoção do trapézio é tecnicamente difícil, uma vez que o trapézio está envolvido numa cápsula dura e em ligamentos.

Os resultados são comparáveis aos de outros autores no que diz respeito ao tempo necessário no pós-operatório de 3 meses para recuperar a função útil e indolor da mão. A técnica precisa da operação e o tratamento pós-operatório não parecem afetar o resultado clínico final.

A diminuição da envergadura da mão e o encurtamento do polegar foram, em média, de um centímetro na pseudoartrose, que resulta na articulação da base do primeiro metacarpo com o escafoide, o que não parece afetar a função da mão após a cirurgia.

As alterações degenerativas da articulação metacarpo-escafoide sob a forma de quistos na base do primeiro metacarpo e do escafoide distal são alterações tardias em 60% dos punhos e Murley refere a possibilidade desta deterioração tardia. Nesta revisão, a recidiva ocorreu apenas numa senhora 8 anos após a excisão do trapézio.

A laxidez da articulação metacarpo-escafoide, observada pela telescopagem do primeiro metacarpo, foi observada em 55% dos punhos, enquanto os ossículos acessórios foram observados em 40% dos punhos; no entanto, nenhuma destas características pareceu influenciar o resultado clínico final. A estabilidade da articulação metacarpo-escafoide parece estar ausente em abdução nos casos em que o resultado clínico não é inteiramente satisfatório. No entanto, a articulação metacarpo-escafoide é bem mantida mesmo na presença de subluxação acentuada.

Fisk, no seu estudo cadavérico e clínico da instabilidade do carpo e do escafoide fracturado, salienta o suporte articular formado pelo escafoide e pelo trapézio, que é tão vital para proporcionar estabilidade ao carpo, para além dos ligamentos interósseos, das cápsulas articulares e dos ligamentos do carpo. Linscheid et al, no seu estudo sobre a instabilidade traumática do punho, salientam a presença de uma dissociação escafo-lunar que dá origem à instabilidade pós-traumática. Nesta revisão sobre o desvio radial e ulnar total do punho, as radiografias mostraram alargamento ou laxidez da articulação escafo-trapezoide, da articulação escafo-capitato e do espaço entre as bases do primeiro e do segundo metacarpos, que foi observado em três quartos dos punhos. Esta caraterística radiológica pode explicar parte da redução da preensão de oposição e da preensão de pinça presentes nestes punhos. No entanto, isto não parece afetar o resultado clínico de alívio da dor e aumento da mobilidade do polegar.

Pouca ou nenhuma menção foi feita na literatura sobre a forma da pseudo-articulação que resulta entre a base do primeiro metacarpo e o escafoide distal. Após a operação, o tecido de granulação e fibroblástico deve preencher a cavidade do trapézio e deixar apenas um espaço articular irregular de pequena capacidade. Com o tempo, a capacidade da articulação aumenta e estende-se entre as superfícies opostas e o contorno muda para um padrão bastante regular.

O artrograma da articulação do punho tem sido utilizado na avaliação de traumatismos por Kessler e Silberman, Ganel et al, e também da artrite reumatoide do punho por Harrison et al, Ranawat et al. A artrografia da articulação metacarpo-escafoide prova com certeza o sucesso do procedimento de artroplastia pela presença de um espaço articular distinto. Alguns dos artrogramas mostraram uma articulação maior do que outros, mas este facto não parece estar relacionado com o resultado clínico final.

Por último, é interessante verificar que a artrite carpometacárpica da base do polegar é aparentemente rara na Índia e não parece afetar a mão oriental, uma vez que não existem referências na literatura. Não se sabe se se trata de outro efeito da hiperlaxidez das articulações indianas.

CONCLUSÃO

Apresentamos uma revisão clínica e radiológica da excisão do trapézio para a artrite carpometacarpiana do polegar. A excisão do trapézio dá bons resultados, particularmente no que diz respeito ao alívio da dor. A função da mão é boa após a excisão do trapézio, apesar de alguma redução da força da preensão de oposição e da preensão de pinça na maioria dos doentes. Esta caraterística clínica pode ser explicada pela instabilidade ou laxidez do carpo que pode existir após a operação. A artrografia revelou a presença de um espaço articular definido entre a base do primeiro metacarpo e o escafoide distal. Este espaço articular é irregular e de menor capacidade nos primeiros seis meses após a cirurgia, tornando-se maior e de contorno regular com o tempo. O aspeto artrográfico não fornece qualquer indicação quanto à evolução clínica, mas quando apresenta subluxação acentuada após a operação, a preensão é mecanicamente deficiente. Um dos doentes da revisão apresenta uma deterioração tardia devido a alterações degenerativas na pseudo-artrose que outrora tinha sido satisfatória.

REFERÊNCIAS

1. LERI, A. (1926) Etudes sur les affections des os et des articulations, Paris: Masson et Cie.
2. Robert,P. (1936) Bulletins et memoires de le Sociate de Radiologie medical de France, 24:687.
3. FORESTIER,J. (1937) Presse Medicale, 45:315.
4. HUC,G.e BADIE,M. (1941) Revue du Rheumatism, 8:312.
5. KUCZYNSKI,K. (1974) Carpometacarpal joint of the human thumb, Journal of Anatomy,118:119-126.
6. HARRISON,M.O., FEIBERGER,R.H. e RANAWAT, C.S. (1971) Arthrography of the rheumatoid wrist, American Journal of Roentgenology, 112:480-486.
7. FISK,G.R. (1970) Carpal instability and the fractured scaphoid, Annals of the Royal College of Surgeons of England.Vol.1.46:63-76.
8. Robert,P. (1936) Bulletins et memoires de le Sociate de Radiologie medical de France, 24:687.
9. LASSERE,C., PAUZAT,D. e DERENNES,R.(1949)Osteoarthritis of the trapezio - metacarpal joint, Journal of Bone and Joint Surgery,31B:534-536.
10. MULLER,G.M. (1949) Arthrodesis of the trapezio - metacarpal joint for osteoarthritis, Journal of Bone and Joint Surgery, 31B:540.
11. GERVIS,W.H. (1949) Excision of the trapezium for Osteoarthritis of the trapezio - metacarpal joint, Journal of Bone and Joint Surgery, 31B:537-539.
12. GERVIS,W.H. (1973) A review of excision of the trapezium after Osteoarthritis of the trapezio - metacarpal joint after twenty-five years, Journal of Bone and Joint Surgery, 55B:56-57.
13. MURLEY,A.H.G. (1960) Excision of the trapezium in Osteoarthritis of the first carpo - metacarpal joint, Journal of Bone and Joint Surgery, 42B:502-507.
14. GOLDNER,J.L. e CLIPPINGER,F.W. (1959) Excision of the greater multangular bone as an adjunct to mobilization of the thumb, Journal of Bone and Joint Surgery, 41A:609-625.
15. SIMS,C.D. e BENTLEY,G. (1970) Carpometacarpal arthritis of the thumb, British Journal of Surgery, Vol.57, No.6, 442-448.
16. MARMOR ,L. e PETER,J.E. (1969) Osteoarthritis of the carpometacarpal joint of the thumb, American Journal of Surgery, 117:632.
17. The results of Excision of the Trapezium - K. Mohan Iyer, The Hand, Vol.13, No.3, 246-250, 1981.
18. Arthrography of the Metacarpo - scaphoid joint following Excision of the Trapezium - K. Mohan Iyer & Graham H. Whitehouse, The Hand Vol. 13, No.3, 251 - 256, 1981.
19. Tese apresentada para doutoramento em 29 de janeiro de 2014, na Universidade Erasmus MC, Países Baixos, sobre a Gestão Cirúrgica `Thumbs Up' e os resultados da Osteoartrite Primária na base do Polegar por Guus M.

Vermeulen, MD, PhD.
20. K.Mohan Iyer-Journal of Medical Thesis 2015 Jan-Abr;3(1)3.
21. GERVIS,W.H. (1949) Excision of the trapezium for Osteoarthritis of the trapezio - metacarpal joint, Journal of Bone and Joint Surgery, 31B:537-539.
22. GERVIS,W.H. (1973) A review of excision of the trapezium after Osteoarthritis of the trapezio - metacarpal joint after twenty-five years, Journal of Bone and Joint Surgery, 55B:56-57.
23. MURLEY,A.H.G. (1960) Excision of the trapezium in Osteoarthritis of the first carpo - metacarpal joint, Journal of Bone and Joint Surgery, 42B:502-507.
24. GOLDNER,J.L. e CLIPPINGER,F.W. (1959) Excision of the greater multangular bone as an adjunct to mobilization of the thumb, Journal of Bone and Joint Surgery, 41A:609-625.

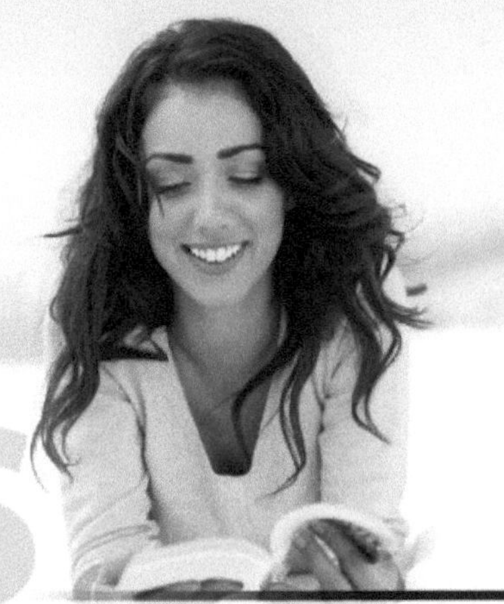

Buy your books fast and straightforward online - at one of world's fastest growing online book stores! Environmentally sound due to Print-on-Demand technologies.

Buy your books online at
www.morebooks.shop

Compre os seus livros mais rápido e diretamente na internet, em uma das livrarias on-line com o maior crescimento no mundo! Produção que protege o meio ambiente através das tecnologias de impressão sob demanda.

Compre os seus livros on-line em
www.morebooks.shop

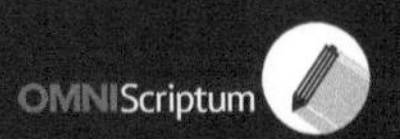

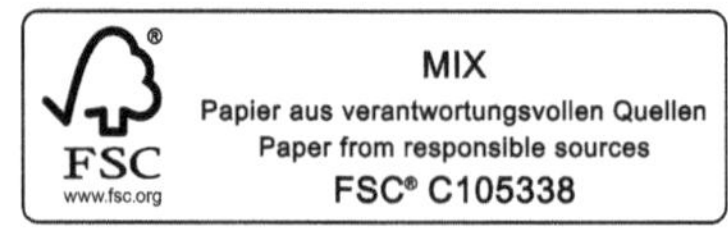

Printed by Books on Demand GmbH, Norderstedt / Germany